一個專業按摩師必須知道的事

美體按摩與保健

（第三版）

施珮緹　著

美體按摩業界服務流程影片

全華圖書股份有限公司

這是一本關於美體時尚保健的書。

從小學習音樂舞蹈，自國小到大專都跑得快、跳得高，所以常獲選為學校田徑代表隊的選手，直至現在身為專業美容教師，累積了許多身體保養知識。本書即結合學生時期的經歷和這幾年的教學經驗，希望能嘉惠對美體按摩與保健有興趣的讀者。

按摩是一種享受，也是一種身體保養，本書的內容包含：肌肉骨骼的生理、按摩的技巧、造成肌肉疼痛不適的原因、學習肌肉的暖身、肌肉的伸展，以及維持體能、體態與健康等。書中我將音樂律動融入按摩手技，以曾經身為體育選手訓練的經驗，以及累積多年的美體按摩教學內容，建議讀者最合適的肌肉伸展與放鬆動作，將美容與保健合而為一，亦將多年來的所有心得寫入本書，完成這一本給專業美體按摩師的指南，也提供一般人居家身體保健的重要知識。

在本書的製作過程中，感謝《貝兒萃絲 Beatrix SPA》與《春不荖足湯養生行館》提供現今業界的實際操作流程，以供本書使用，並協助全華出版社之拍攝工作，亦感謝《博菲斯一有限公司（YKH 品牌）》提供本書有關的美體保養品的圖文資料。因為有這些業界廠商的鼎力襄助，使得本書的內容更臻完美。

現在就請繼續翻閱本書吧！照著本書的建議做做看，您將會獲得意想不到的體驗！

謹識

　　旅居國外多年的我，在澳洲從事美容芳療多年，每每想蒐集關於臺灣的美容、美體或芳療產業相關發展歷程資料時，才發現資料是如此闕如零散。當閱畢珮緹老師欲出版的《一個專業按摩師必須知道的事—美體按摩與保健》一書時，剎時心中湧進許多驚喜與感動。驚喜的是，這本書的鋪陳是如此有條不紊、淺顯易懂，是如此讓人驚豔與讚賞！感動的是珮緹老師以其投身美容教育二十多年的豐富學養，將臺灣美容、美體演進的歷程內化，進而以淺顯的筆法勾勒出一位欲成為專業按摩師的人應具備的條件與態度。因此無可置疑的是，此書將會成為欲從事美容、美體或芳療從業人員的最佳聖經寶典或魔法書。

　　《一個專業按摩師必須知道的事—美體按摩與保健》此書內容先闡述美體按摩的演進，讓讀者知悉隨時代的變化，一位專業按摩師必須與時精進。進而將美體按摩的目的、步驟及動作鉅細靡遺的以文字及圖示呈現，讓讀者在閱讀此書時，如同身入其境般的熟稔。最後此書述說一位專業按摩師除了要有優異的專業技術外，更應營造一溫馨工作環境及提升個人身心健康。如此，再為客人做最好服務，以服務品質創造出自己最大的價值。

　　細細品味此書，沒有華麗詞彙，但字裡行間行雲流水，只見處處是精髓。不是曠世鉅作，但卻是美容經典藏書。深感珮緹老師對美容教育的用心，也冀望此書能成為推動美容教育最佳典範。

　　值得一提的是，書中有談到精油化學成分之藥學屬性，運用在美容美體以及輔助身體療癒功能上的基本知識。未來芳香療法將逐漸成為自然療法中的身體療癒輔助工具之一，國內外有愈來愈多學者專家投入對精油的研究，有關產業界也陸續跟進，方興未艾，證明芳香療法將會是未來發展趨勢。讀者或是專業芳療按摩師若能在這方面多研習精進，將會對自身的身體保健與工作上有莫大幫助。

"Aromatherapy is the art and science of promoting healing of the mind， body and spirit through the therapeutic use of essential oils by inhalations， compresses， baths and massage. Aromatherapy is truly a natural therapy that unites mind， body and spirit to optimize your life force." (as quoted by Rhona McKay from Massage Schools of Queensland， photo above.).

To be a professional aromatherapist is the right choice， It has a bright future and you will achieve your dream!

DARE TO DREAM， DO THE BEST FOR YOURSELF

Looking forward to meeting you

Royale Australian Federation of Aromatherapists

澳洲皇家芳療師協會

Managing Director Sophia Lin

Sophia Lin

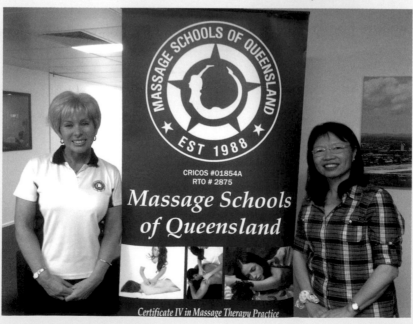

　　按摩是中國最古老的醫學療法,也是一種效果顯著的保健方法。早在先秦時期,名醫扁鵲就用按摩療法來為人們治病,在四五十年代的臺灣則是奢侈的享受,現今已然成為大眾化的服務行業,甚至是臺灣新興的熱門產業。然而,做為一位專業按摩師,究竟需要知道哪些事?具備哪些能力?

　　本書不僅提供完整且易於操作的指引,對於如何美體按摩與居家保健也提供了清楚的解釋。依照書中提供的方式累積專業資料、進行事前準備並加以練習技法,相信將有助於每一位按摩師找到許多容易應用的技術,且迅速融入於慣常的程序之中。

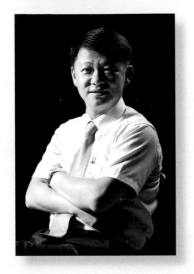

弘光科技大學化妝品應用系暨化妝品研究所

特聘教授兼任弘光科技大學行政副校長

　　壓力，似乎是現代人無法逃避的難題。一般大眾常用來紓解壓力的方式就是接受按摩，透過適度與正確的按摩，不僅可以緩解生活與工作的壓力，也能達到身體保健的效果。近年來國內的美容美體產業蓬勃發展，然而因為部分從業人員的專業素養不足所導致之消費糾紛亦時有所聞。個人認為，一個專業的美容美體按摩師，必須對於人體生理結構與身體不同部位之按摩手技，有一定程度的理解，並且能設計客製化的服務流程，才能提供消費者專業化的服務，讓消費者接受按摩服務釋放壓力的同時，也成為一種享受。另一方面，正確的按摩手技也可以保護美容美體按摩師避免不必要的職業傷害。

　　《一個專業按摩師必須知道的事—美體按摩與保健》一書，詳細介紹美容美體按摩師應具備的內涵、基礎按摩手法、身體按摩流程設計、以及身體各部位按摩手技之介紹，每一章節並輔以相關操作示範圖解，讓讀者可以學習正確的按摩手法，進行健康與有效之按摩服務。相信，不論你是一般讀者或美容美體按摩師，經由閱讀本書，可以充分領會美體按摩的各個環節與按摩精髓，進而提供優質的按摩服務品質，創造被按摩者的生活中的另一種幸福。

弘光科技大學化妝品應用系暨化妝品科技研究所

特聘教授兼任研究發展處研發長

　　珮緹老師是我認識二十幾年的好朋友，在因緣際會下接任了高職的美容科主任，由原本專長的音樂舞蹈跨領域一頭栽進了專業美容、美膚、美體的世界中。

　　經濟體系的成長與世界潮流的變動，原本奢侈的美容保養變成個人紓壓解勞、放鬆筋骨的最佳選項，帶動各式美體保健的盛行。眾所周知，美體按摩保健強調觸覺、視覺、味覺、聽覺、嗅覺等五感療法，在與顧客的體膚接觸中，又以觸覺為第一要求，珮緹老師原本音樂舞蹈的強項就是韻律感與柔軟度，運用在美體按摩中，指尖如行雲流水般的順暢，全身配合呼吸頻率與借力使力的調和運作，自然流暢的韻律感呈現出優雅柔和的美感，是工作、是表演、更是藝術。

　　感謝珮緹老師願意將智慧的結晶與經驗的累積，化為文字做知識的交流、技術的分享與傳承，由淺入深、循序漸進、淺顯易懂的解說，不論是一般消費大眾的一窺究竟、初學者的入門、從業人員的學習精進，甚或資深業者的溫故知新，本書都能帶領大家進入美體按摩的神秘世界，可說是現代人不可或缺的工具書、保健書。

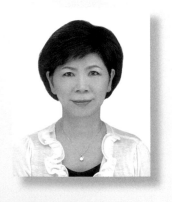

中華民國美容職業工會聯合會　常務理事

台中市美容業職業工會　理事長　廖秀瑩

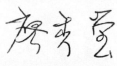

| Contents |

Part 1 美體按摩的演進

| Contents |

美體按摩的演進

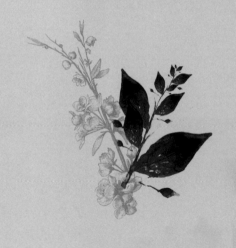

1 緒論

 ## 美體行為的過去與現在

女人的愛美習性，從古至今未曾改變，不僅要求面部的美麗，也渴望擁有優美的體態與細緻水嫩的肌膚，其中以唐代楊貴妃及清朝慈禧太后堪稱典範，她們喜愛以花草植物入浴，利用花草的藥性與香氣，來保持青春不滅及吹彈可破的肌膚。

隨著社會與科技的進步，使人們的經濟條件愈來愈好，更有餘裕追求美麗的提升和疲勞的消除。需求刺激消費，使得美容美體從業人員大量增加，發展出以女性為主，以養生（或養身）、舒壓、無痛回春為名號之美容美體產業。不論是以美容或保健為目的，身體按摩漸漸在美容保養項目中受到喜愛，隨之而起的是多變的商業行銷手法及包裝命名，對於美容美體業從業人員的專業養成也愈加要求。

西方的 massage 是由中國古代「摩消」一詞音譯而來，現今則稱為「按摩」。我們習慣將對於身體或臉部施以手技的行為稱之為按摩，因 SPA 館林立，我們也常以「去做 SPA」來表示進行美體按摩的行為，然而從施行方式來看，SPA 並不等於單純的按摩行為，而現代按摩和傳統中醫推拿也有些區別。

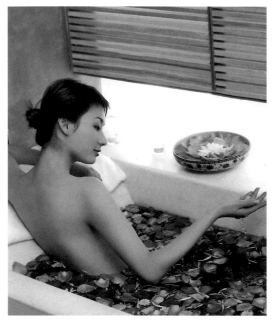

花草植物入浴

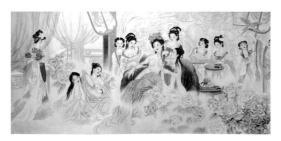

張嘉應 / 貴妃沐浴 / 2011 年 / 博寶藝術網

推拿、按摩與 SPA 的區別

▶中醫推拿與國術館推拿

推拿最早源自於中國明代，後來正式成立推拿學科的名稱（王先濱，2009）。

推拿是中國最古老的一種治癒療法，是用於防治疾病的一門學科。人們發現推拿能使疼痛減輕或消失，進一步研究推拿對人體的調理作用，針對不同部位的肌肉和穴位，開發不同手法，一般常用的有推、按、擺、指振、滾、捏、點、擊等；而進行推拿的方式除以手掌、指操作之外，亦可搭配腳、前臂及肘等，或是專門的推拿器具來進行。為使接觸面易於操作、減少摩擦，推拿過程中有些以中醫的藥膏、花草精油調配混合作為介質，以點、線、面方式於患者皮膚上進行推拿，達到疏通經絡、調整內臟功能、氣血通暢、潤滑關節、增強人體抗病的能力等，進而達到治癒病痛的目的。

早期在坊間的國術館中，「推拿」為民俗療法之一，也是館中的營業項目之一。「推拿」是一種以徒手的方式為患者在身體施以推摩、按揉、振顫、點按、牽抖、旋轉、搖按等方法，另亦配合藥洗、外敷藥膏及外敷草藥等；以治療跌打損傷，筋骨病痛為目的。但因國術館師父良莠不齊，當有肢體上的病痛時，現代人多選擇中醫的傷科或復健科治療，程度輕微者可能尋求心靈 SPA 療程等方式舒緩，坊間傳統國術館中的推拿及按摩治療則漸漸沒落。

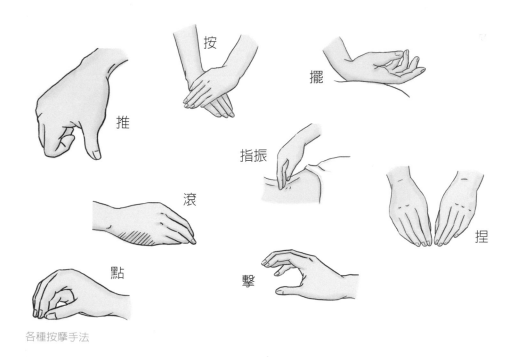

各種按摩手法

▶視障按摩與美體按摩的差異

　　按摩，臺語說「抓龍」，「龍」就是指「龍體」，古代「龍體」是指皇帝的身體，有尊貴的意涵。

　　臺灣早期的按摩從業人員以視障者與國術館師父為主。民國 30～40 年代，視障者經營型態為靠著沿街吹著三孔短笛方式招攬客人；民國 50～60 年代，視障者與旅館業異業合作，提供按摩服務給予住宿的國內外客人；到了近代，女性開始注重「美體」，按摩的尋求不僅是為了舒緩痠痛不適，也是為了促進循環、保養肌膚等美容功效，加上國外技術不斷引進，按摩行為被賦予了高級享受的形象，從業人員也不再僅限視障人員。

　　現代美體按摩的歷史較短，是以放鬆肌肉、促進血流、解除疲勞、舒緩身心為目的，注重整體環境的營造，手法較少，力道也較為緩和，按摩時常以精油或美體按摩霜為介質，不僅有潤滑作用，也能滋養肌膚。

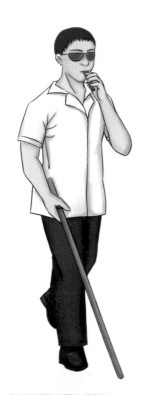

民國 30-40 年代從事按摩的視障者

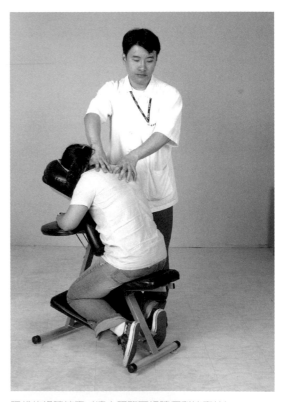

現代的視障按摩（清水服務區視障便利按摩站）

▶所謂的 SPA

「SPA」一詞源於拉丁文 Solus Por Aqua，係指經由礦泉水來治疾養身及促進健康。Spa 是一個蘊藏礦泉水的所在，意味著有溫泉的地方，人們利用湧出的泉水治療疾病或改善健康狀況。其字面上的意思是「藉由水療、芳療、按摩等方式，透過人的五種感官達到放鬆身體、放鬆心靈的目的，並達到美麗、健康、舒壓等療效」，而最廣義的解釋乃是「一切對身體、心理、靈魂有正面助益的結合，皆可稱為 SPA」(陳俊廷，2001；陳妍君，2003)。

水療並不是臺灣現代 SPA 館的主要項目，而是以美妍舒壓為目的，提供各種美容美體服務。SPA 館以女性為服務對象，環境設計優美並具有相當的隱私性，在美體的部分，除以現代按摩手法舒壓外，亦有搭配儀器操作，或是去角質、敷體等純保養行為，以放鬆身心、增進美麗為最大宗旨。

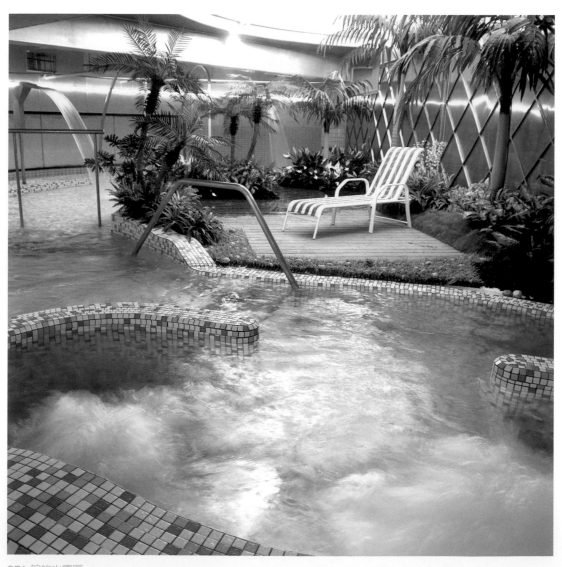

▶自成一派的按摩—腳底按摩

臺灣美容美體按摩業中,還有一項以按摩特定部位為主的服務,便是腳底按摩。如果說到身體按摩,你可能會想到 SPA 館的美體按摩、視障按摩,甚至是國術館的推拿,但你不會聯想到腳底按摩;相對的提到腳底按摩,你不會跑到 SPA 館去,一定會找標榜有腳底按摩服務的養生館。

提到腳底按摩,就不得不提將其引進臺灣的吳神父:吳若石神父為瑞士人,1970 年來到臺灣傳教,1979 年開始推廣「病理按摩」,這是失傳已久的中國古代傳統醫學,卻在瑞士成為非常普遍的治療方法。吳神父於臺東市寶桑天主堂服務時,為陳奇南老先生治背痛的毛病,經過了密集的腳底按摩治癒了老先生的疾病,讓街坊感到非常神奇,而大力鼓吹腳底按摩的功效。

其實「腳底按摩」約在四千年前起源於中國,是屬於中國古代傳統醫學的一部分,和同樣是傳統醫學的「針灸」屬於相同原理的治療方法,吳神父引進腳底按摩之後,「按摩」這個行為就帶有理療的功能。

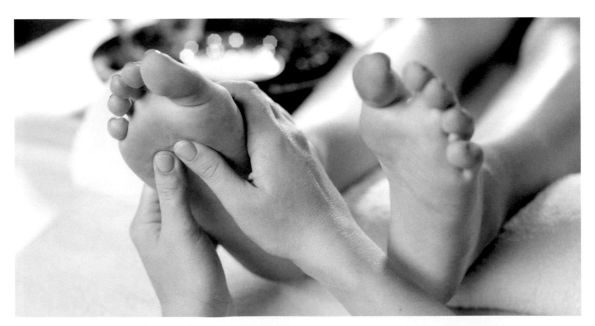

吳神父推廣的腳底按摩如今在臺灣已處處可見

臺灣美體按摩業沿革

過去美容業是依附於美髮業，就像早期的男士理髮店會有為男性刮鬍的附加服務，女性至髮廊做美髮行為時，一併做修眉、塗口紅等美容服務，而後隨著臺灣經濟起飛，美容業因而獨立出來。

服務項目從解決皮膚問題到使皮膚更加光滑細緻，進而從臉部的美容延伸到要求全身的雕塑，民眾對於「美」體的觀念與需求日益增加，加上同行競爭的結果，發展出以整體理療、整體美容等「全方位」的解決方案，就是現在所稱的「美容美體」產業。如：美容 SPA、護膚美容中心、足體養生館等。

▶臺灣美容美體產業的沿革

▶美容美體業界服務流程及環境介紹

現代的美容美體業，較常見的有：專為女性服務的美容 SPA 館，與以按摩為主的養生館。前者包含各種美容美體服務，以女性為主要服務對象，相當強調整體環境的營造，講求放鬆、舒適、優美的氛圍，按摩手法較輕柔舒緩。

養生館的服務項目以「按摩」為主，對象男女不拘，近年來也出現環境氛圍佳的大型店面，按摩手法較重，講求實際的舒緩痠痛等效果，不包含美容保養服務。

美容 SPA 館與養生館除服務項目與對象不同，其服務流程也略有差異，就身體按摩的服務，以下搭配為目前營運中的實體店面服務流程：

時間	時期	美容服務內容及發展	美容美髮關係
1920-1949	萌芽期	修眉、塗口紅、使用霜類化妝品	美容依附美髮
1950-1969	發展期	美容體操、美容補習班創立、造型化妝	美容依附美髮
1970-1979	獨立期	注重護膚保養、美容獨立	美容獨立
1980-1989	成長期	發展品牌及連鎖經營	美容獨立
1990-2000	專業期	瘦身美容、發展中國市場	美容獨立
2000-	國際化	SPA、海外上市	美容獨立

資料來源：取自美容服務產業研究與事業經營策略分析，李建銘 (2007)；《臺灣髮容》，陳紀光（2000）；《自然就是美—蔡燕萍談經濟與管理》，蔡燕萍（2002）；《蔡燕萍的上海經驗》，蔡燕萍（2001）。

例一：足體養生館—春不荖

環境介紹及服務流程：

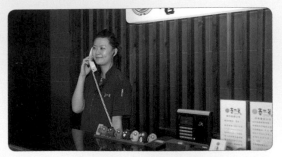

1. 接受電話預約：足部按摩或者身體按摩
   時間都是以 60 分鐘為計算，所以避免
   客人等候過久，採取預約是最好的方
   式。

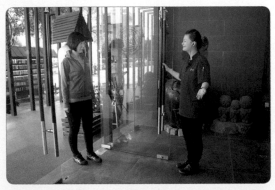

2. 大廳迎賓：服務人員為客人開門迎接。

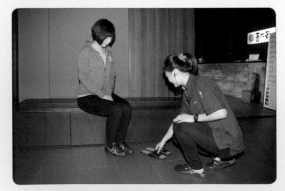

3. 置鞋區：在換鞋區為客人換上室內專用
   拖鞋。

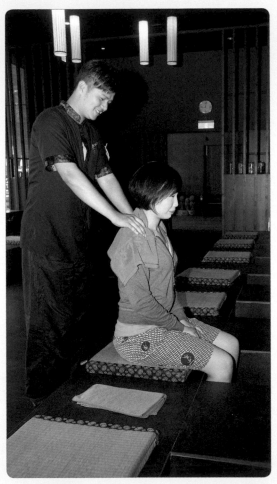

4. 足湯區、肩頸放鬆：在做足部按摩或
   者身體按摩前，足部先做泡浴的放鬆，
   有助於血液循環、放鬆肌肉及清潔。
   在客人做足浴時按摩師會同時做肩頸
   放鬆，並利用這段時間詢問客人，此
   次的療程有無特別的需求，或是身體
   上需要加強放鬆的部位。

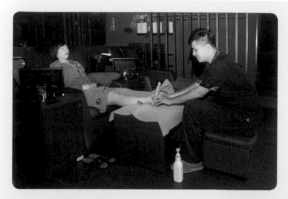

5. 足部按摩區：經過足浴後至腳底按摩
　 區做足部按摩。

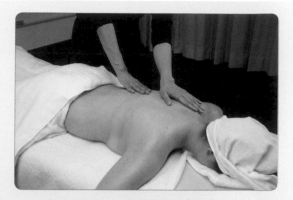

7. 全身按摩：由專業按摩師進行全身各
　 部位的按摩。

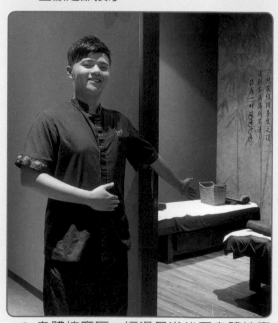

6. 身體按摩區：經過足浴後至身體按摩
　 區做身體指壓或油壓按摩。

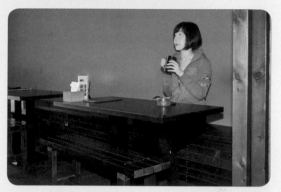

8. 休憩區：當療程結束時，放鬆心情坐
　 在休憩區，喝杯養生茶，吃點心。

例二：美體 SPA —貝兒萃絲 beatrix

環境介紹及服務流程：

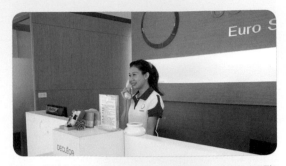

1. 櫃檯接受電話預約：美體 SPA 的服務
   項目，常需要 1～2 小時的時間，因
   此多採預約制。櫃檯人員會在前一天
   作提醒客人預約的行程。

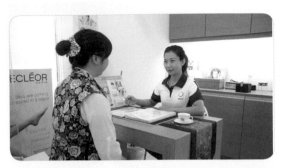

3. 諮詢流程：做療程前作一諮詢，瞭解
   客人的需求及身體狀況，是否適合做
   身體按摩的服務。

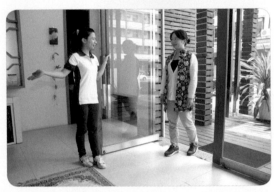

2. 大廳接待迎賓：親切的迎接客人。

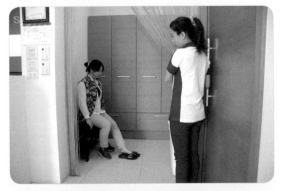

4. 置鞋區：換上室內專用拖鞋。

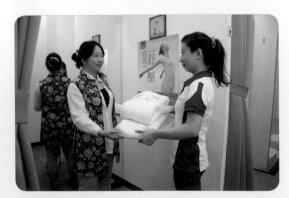

5. 更衣區：為客人準備專用浴袍、浴帽
   紙褲與毛巾。

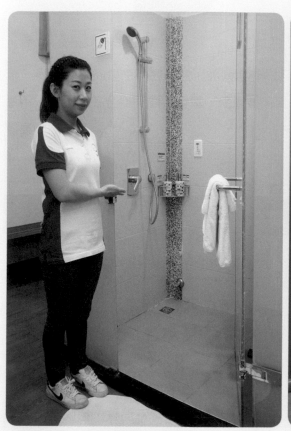 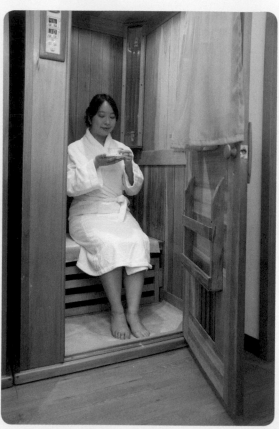

6. 沐浴、三溫暖區：身體按摩前做淋浴，為清潔暖身的必要準備。三溫暖的設備可以促進
   客人血液循環，新陳代謝。

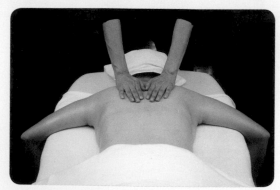 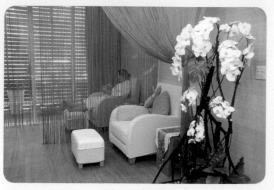

7. 身體按摩區：在客人淋浴梳洗之後，
   直接引導客人到按摩的專屬房間進行
   按摩。

8. 休憩區：在做完身體按摩後可以喝杯
   茶、看一下書報，稍事休息後整裝。

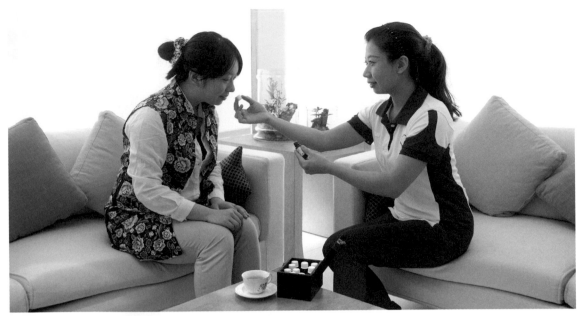

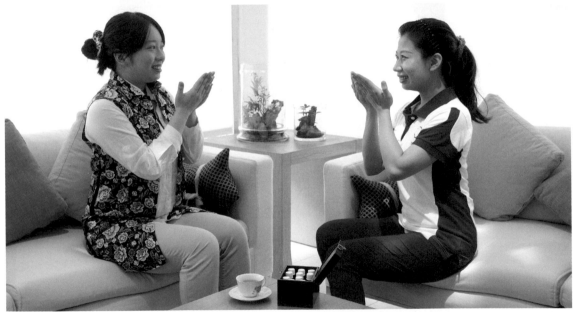

9. 居家保養建議：在客人做完療程時，美容師依客人的需求作家居產品使用及居家保健的
建議。

美容師具備的內涵

常有人因為喜歡旅遊，因而從事旅行社工作，久了才發覺，原來帶團和自己玩是不同的，美體按摩亦然。如果興趣能與工作結合雖然很好，問題是，美體按摩是服務業，它需要提供服務；是事業體，所以要賺錢，絕對不只是滿足自己的興趣而已！

美體按摩是服務業，而提供服務的是「美容師」。假設一個療程是 90 分鐘，加上前後報到、諮詢及梳洗時間，共兩個小時，美容師與顧客接觸的時間至少超過 100 分鐘，可想而知，美容師的服務品質在整個過程中，占了非常重要的地位，一個美體按摩過程的成敗可說是掌握在美容師的手中。

近年來，愈來愈多受過高等教育的人投入，自療也療人，然而初始的觀念是否正確，關係著學習成果。

美容師在執行美體服務時，除了手技之外，尚有許多應具備的知識涵養。第一印象對初次見面的人很重要，當我們前往美體按摩館接受服務時，第一眼看到的就是美容師的外貌與儀態，乾淨、整潔的外表與微笑有禮的儀態，會讓顧客留下良好的印象。進行按摩時，美容師的手技固然重要，但若不能體察客人的情緒，或者不夠了解人體骨骼肌肉生理，再怎麼樣按摩都像隔靴搔癢，永遠無法讓客人真正的滿足與放鬆。

對於美體產品的認識也是相當重要的一環，就像一般人在選購洗髮精時會選香味、選功能，美容師尤其必須熟知每一項產品的功效，使用最符合客人需求的產品，在美體按摩過程中便能有事半功倍的效果！

沒有人認為這是一個只需付出體力的工作，在對這份工作更加了解後就知道要更鍛鍊自己的體力及充實相關知識。在解答客人的諮詢與有效的幫助客人達到身心靈的舒適原來是如此快樂滿足。

人體骨骼肌肉紋理概論

按摩的目的是藉由美容師的雙手接觸客人的身體，操作手技讓顧客的肌肉、皮膚達到舒緩放鬆、減輕疲勞的效果，且能促進身體血液循環、增進新陳代謝，再者是維持肌肉的柔軟度及伸展度。

一位稱職的身體按摩專業人員，應該充分了解人體肌肉紋理的走向，再搭配專業的手法來達成身體的肌肉放鬆及伸展。若美容師在不清楚肌肉骨骼的情況下施行按摩，輕者達不到按摩效果，重者會使身體更不適，或使肌肉骨骼受到傷害，所以具備了解身體的肌肉紋理及骨骼組成概念，對於美容師而言是非常重要的。

▶人體骨骼

骨骼是人體的支架，成年人體型的骨骼一共是 206 塊，隨著支撐部位的不同，形狀、大小皆有所不同，可分為長骨、短骨、扁平骨和不規則骨。

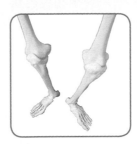 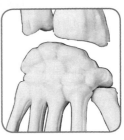

長骨：組成人體的四肢、手指和腳趾。

短骨：多為方形，組成手腕及腳踝。

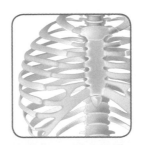 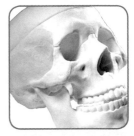

扁平骨：形狀似薄且稍平，組成頭顱、肩胛骨、胸骨及肋骨。

不規則骨：無規則形狀，組成脊椎及顏面。

人體骨骼主要的功能有：

1. 支撐：維持人的體型及挺直的體態。
2. 保護：頭部的腦、胸腔中的內臟及大血管與脊椎中的脊髓。
3. 運動：配合肌肉的收縮讓身體可以移動及轉動。
4. 儲存：儲存人體中所需的磷、鈣及脂肪，在人體需要時釋放出來供給人體所需。
5. 製造：在骨髓中進行造血及生產血球。

人體骨骼分佈圖

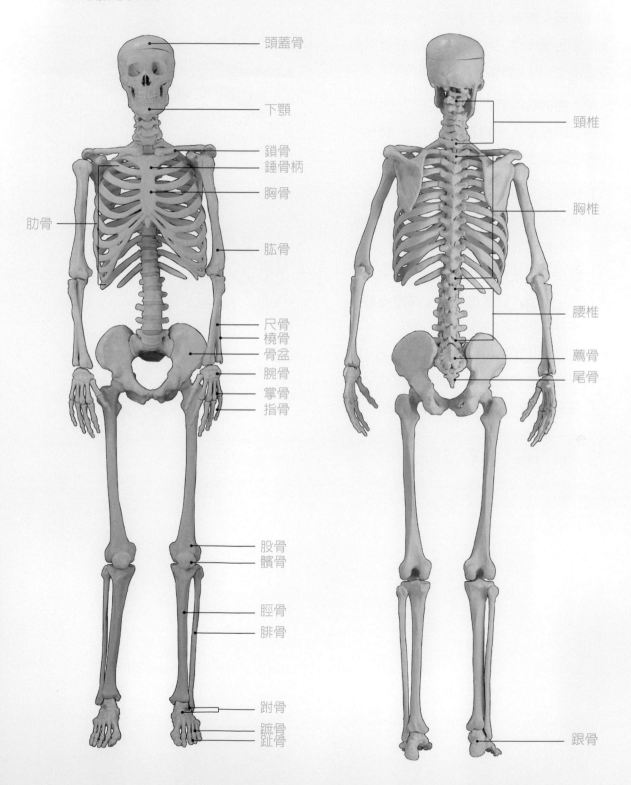

頭蓋骨

下顎

鎖骨
錘骨柄
胸骨

肋骨

肱骨

尺骨
橈骨
骨盆
腕骨
掌骨
指骨

股骨
髕骨

脛骨
腓骨

跗骨
蹠骨
趾骨

頸椎

胸椎

腰椎

薦骨
尾骨

跟骨

▶人體肌肉紋理

　　肌肉是一種具有收縮及伸展性機能的纖維組織，靠著骨骼及神經系統的傳達訊息來做各種動作，其柔軟度、敏捷度與肌力的強度，與人體運動有直接關係。

　　人體的肌肉有近 700 條以上，大大小小的肌肉約佔人體總重量的 45～50％。人體肌肉大致上分為三種：

1. 橫紋肌：因肌肉的紋理呈現而稱之，橫紋肌大多附著於骨骼之上，所以也稱為骨骼肌，受中樞神經系統之支配，能受大腦控制，亦稱隨意肌；例如臉部、手臂、腳部的肌肉，身體按摩便是針對此部分的肌肉。

2. 平滑肌：因為肌肉無橫紋故稱之，因不隨意志之控制，亦稱不隨意肌，主要為構成內臟器官，亦稱內臟肌；例如：腸胃的肌肉。

3. 心肌：是唯一組成心臟的肌肉。

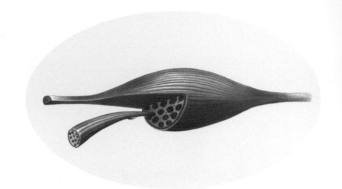

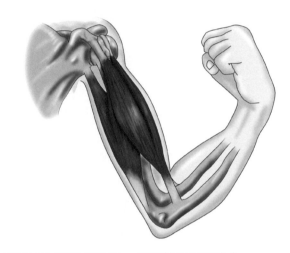

具有橫向紋理的肌肉，多附著於骨骼之上

人體肌肉紋理圖

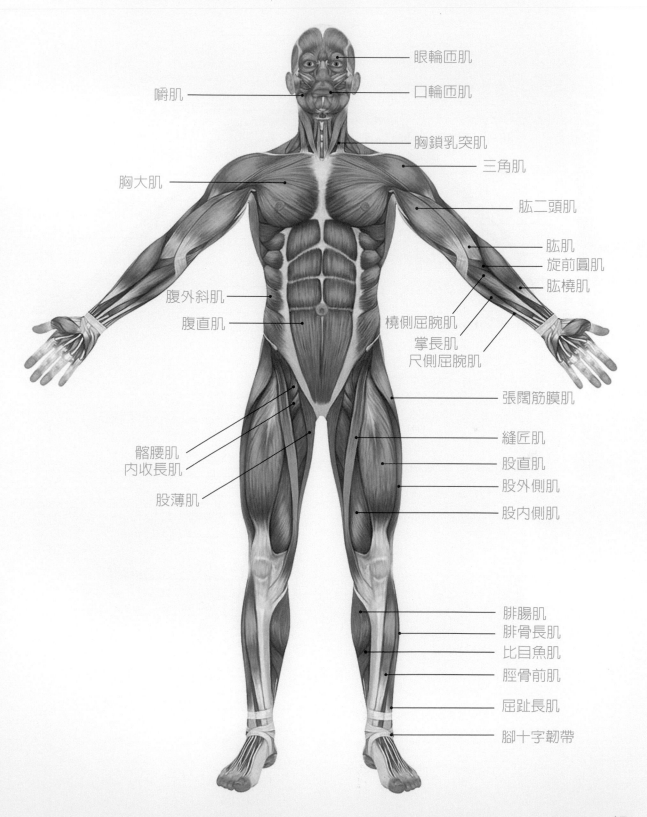

眼輪匝肌

口輪匝肌

嚼肌

胸鎖乳突肌

三角肌

胸大肌

肱二頭肌

肱肌

旋前圓肌

肱橈肌

腹外斜肌

橈側屈腕肌

腹直肌

掌長肌

尺側屈腕肌

張闊筋膜肌

縫匠肌

股直肌

髂腰肌

股外側肌

內收長肌

股內側肌

股薄肌

腓腸肌

腓骨長肌

比目魚肌

脛骨前肌

屈趾長肌

腳十字韌帶

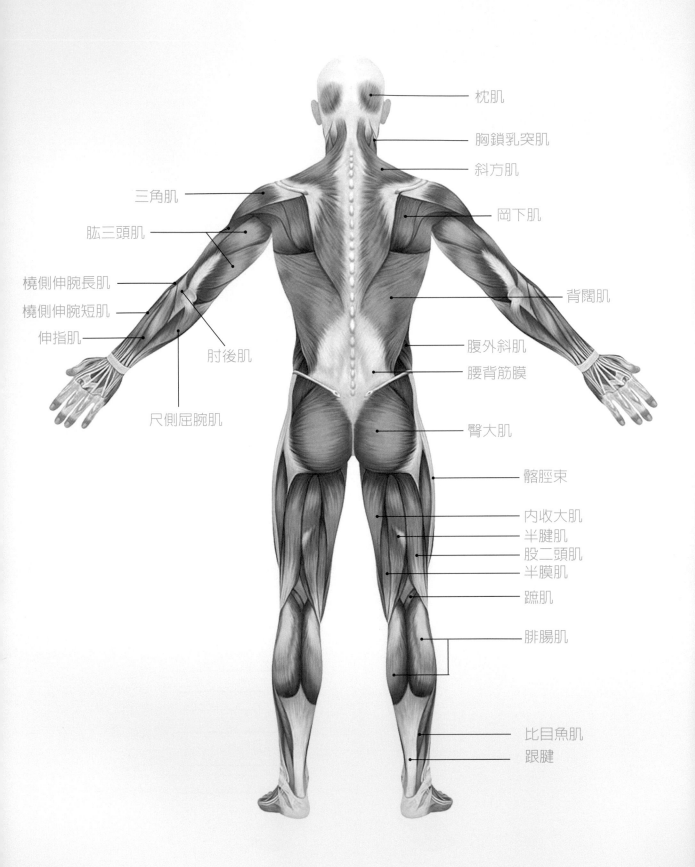

枕肌

胸鎖乳突肌

斜方肌

三角肌

岡下肌

肱三頭肌

橈側伸腕長肌

背闊肌

橈側伸腕短肌

伸指肌

肘後肌

腹外斜肌

腰背筋膜

尺側屈腕肌

臀大肌

髂脛束

內收大肌

半腱肌

股二頭肌

半膜肌

蹠肌

腓腸肌

比目魚肌

跟腱

體能維持與節奏訓練

　　從事身體按摩工作者，身體即是工具，如果沒有保持良好的體能如何能做好工作？所以維持體能是很重要的。

1. 正常的生活作息：在食的方面儘量定時定量，不暴飲暴食，刺激性食物如菸酒儘量避免；平日睡眠充足不熬夜，就寢時間儘量在 11 點前，每天睡足 7 小時是最好的。

2. 養成運動的習慣：對於一位優秀的美容師而言，保持充沛的體能是必要的！不要認為工作需要出力就是有運動，這是錯誤的！日常生活中仍然要安排規律的運動習慣，每週至少 3 次，每次運動時間要持續 30 分鐘，維持肌力與肌肉的柔軟性，適當放鬆工作時緊繃的肌肉。

　　工作前，美容師也需要充分的暖身，如同運動員要上場比賽前活動筋骨的暖身操，不只是為了在場上得到佳績，更是在保護自己的身體免於傷害。愛護好自己的身體，這份工作才能做的長久。以下是工作前放鬆關節與肌肉的建議及示範：

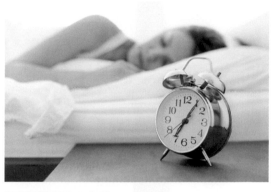

每天應睡足 7 小時

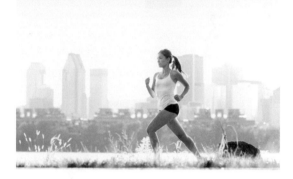

美容師應養成運動的習慣

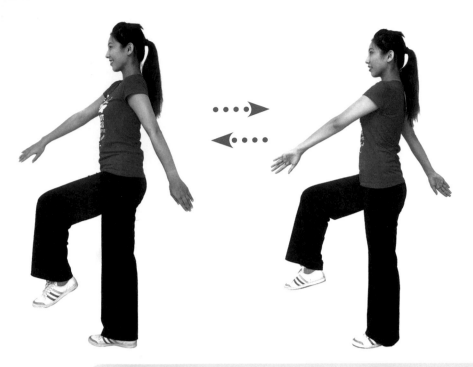

1 原地的踏步：讓腳踝及膝蓋緩緩的動起來，同時手腕內外旋轉約 **4x8** 拍。
提示：抬頭挺胸，脊椎垂直地面。

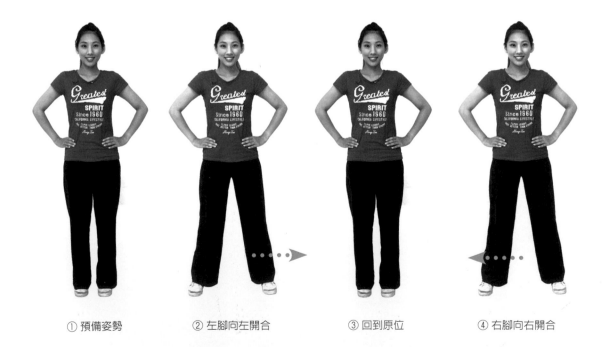

① 預備姿勢　　② 左腳向左開合　　③ 回到原位　　④ 右腳向右開合

2 雙腳左右開合踏步：移動重心讓髖關節緩緩的動起來約 **4x8** 拍。
提示：移動重心時上半身勿晃動。

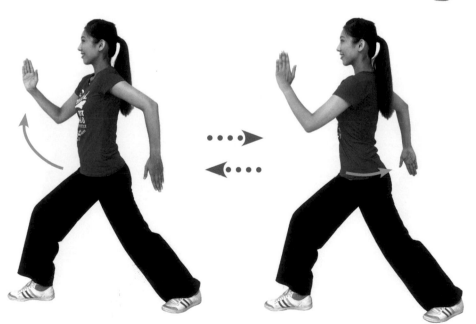

3 轉動腰部：雙腳與肩同寬站立，轉動腰部左右各畫一圈約 4x8 拍。

提示：膝蓋微彎，上半身需挺直。

4 活動上身並伸展小腿肌肉：腳站弓箭步，手臂如跑步中前後擺動，活動胸部、背部及上手臂；腳站弓箭步時亦將後腳小腿的後側肌肉伸展約 4x8 拍。每一個八拍換腳維持弓箭步。

提示：上半身保持挺直，手臂前後擺動時後腳跟保持上下震動。

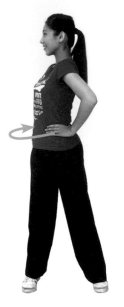 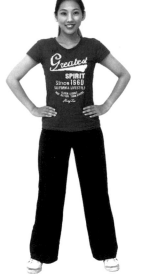 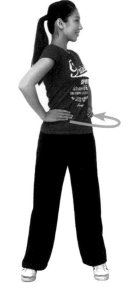

① 向右後轉　　　　　② 回到原位　　　　　③ 向左後轉

5 轉體動作：雙腳與肩同寬站立，身體往右後及左後轉動約 4x8 拍，活動到上半身的背部、肩部、體側的肌肉及脊椎。

提示：雙腳站立時可微彎，上身保持挺直不可彎腰駝背。

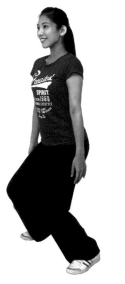 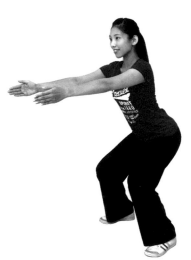 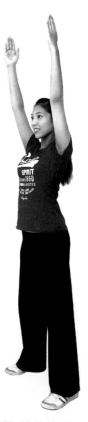

① 預備動作　　　　　② 雙手平舉

6 腹部伸展：利用手臂上抬時伸展腹部。首先膝蓋微彎，雙手平舉、臀部向下呈坐姿，接著雙腳伸直，手臂往上延伸使腹部伸展約 4x8 拍。

提示：在伸展腹部時腳伸直，手臂往上及後方抬舉。

③ 雙手上抬並腳伸直

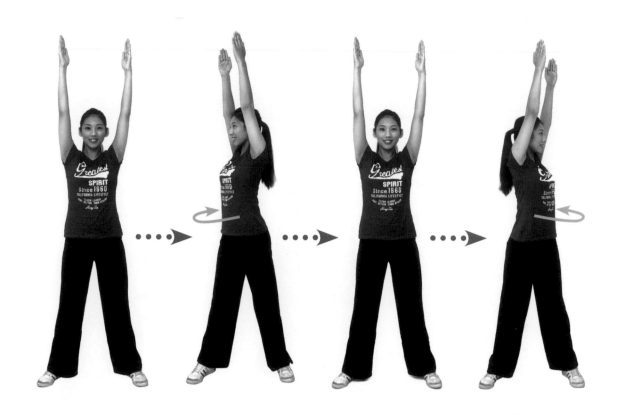

7　上半身伸展運動：活動到上半身背部，肩部，體側的肌肉及脊椎。雙手上舉至耳朵兩側，使脊椎向上伸展停留十拍後，保持這個姿勢向右轉停留十拍，回到中間再左轉停留十拍，連續各做四次。

提示：在伸展時腳伸直，手臂往上、脊椎延伸。

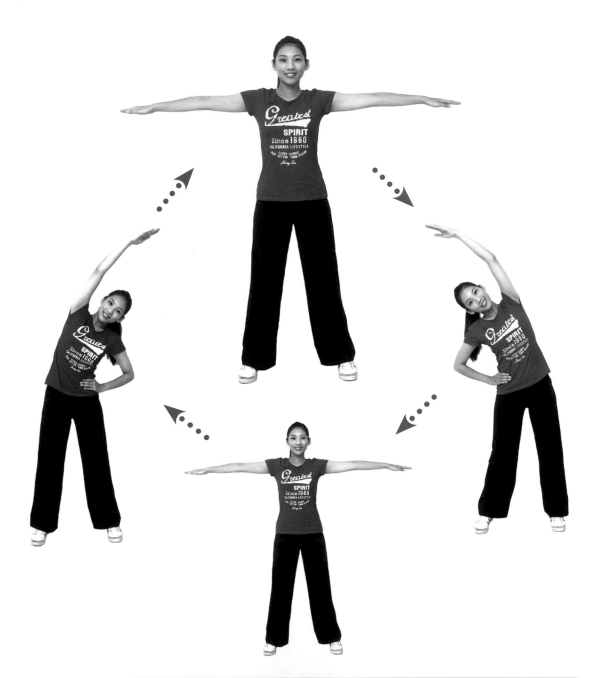

8 體側伸展運動：活動到體側的肌肉，背部，肩部，及脊椎。雙腳張開與肩同寬，雙手平舉至身體兩側，右手往左側向上伸展，左手放置於腰上停留十拍，同樣的方式伸展另一側，回中間右手朝左腳方向伸展轉停留十拍，保持這個姿勢反向操作停留十拍。連續各做四次。

提示：在伸展時腳伸直，手臂往兩側，體側肌肉延伸。

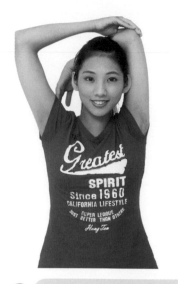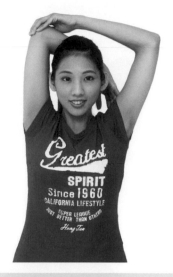

9 腋下伸展動作：可同時運動到腋下肌肉及肩胛骨。右手彎曲在背後，左手輕扶右手肘，盡量展開腋下肌肉。停留十拍，保持這個姿勢反向操作停留十拍。連續各做四次。

提示：在伸展時腳伸直，上半身保持挺直。

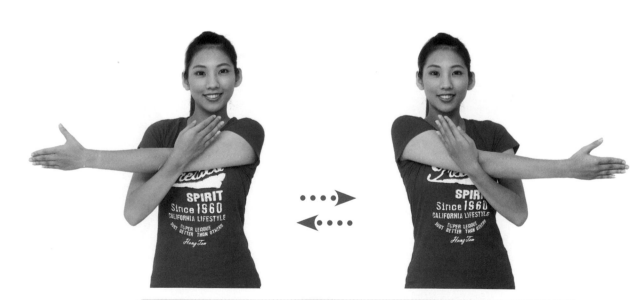

10 肩胛骨伸展運動：此運動可伸展腋下肌肉。左手伸直朝右方，右手勾在左手上臂處，讓左側肩胛骨伸展，停留十拍。保持這個姿勢反向操作停留十拍，連續各做四次。

提示：在伸展時腳伸直，上半身保持挺直。

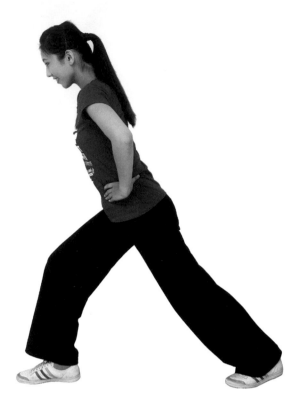

11 大腿小腿肌力訓練及拉筋運動：此運
動可伸展大腿及小腿後側肌肉。右腳
弓部左腳箭步停留十拍，換右腳伸直
並立起腳背左腳彎曲停留十拍。連續
各做四次。

提示：上身保持挺直，移動重心時上
身不晃動。

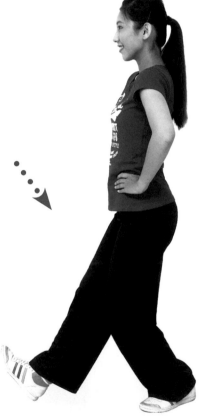

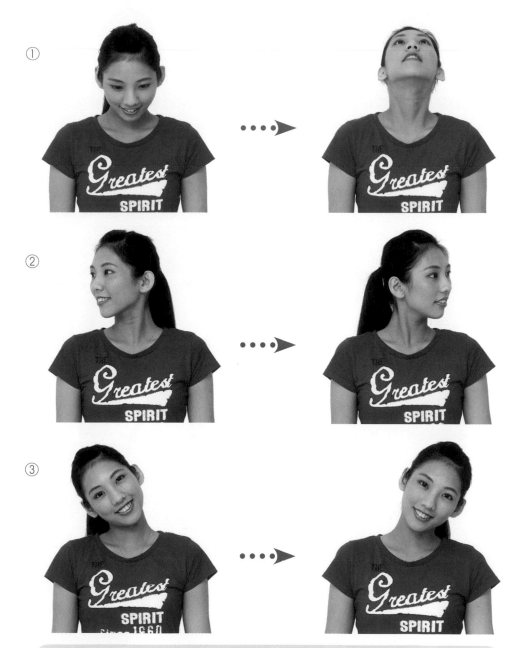

12 頸部伸展三動作，每個動作皆連續做四次：

　① 面朝前，正面為基準點，下巴朝胸前儘量低頭十拍，再將下巴朝上
　　至天花板儘量伸展十拍。

　② 面往右轉十拍，再往左轉十拍。

　③ 面朝前，頭往右側伸展十拍，左邊亦同。

提示：在伸展時腳伸直，上半身保持挺直且速度勿太快。

美容師絕大多數都是女性，臺灣女性多缺乏常態運動的習慣，體力都有限；而從事美容美體工作必須耗體力，長期下來如果姿勢不正確，缺乏平時的體能鍛鍊，通常職業壽命不會太久，所以就業前有健康的身體，養成日常運動的習慣是必須的，例如：可透過有氧舞蹈、瑜珈、游泳等各式運動，讓自己的體能保持在高峰狀態。

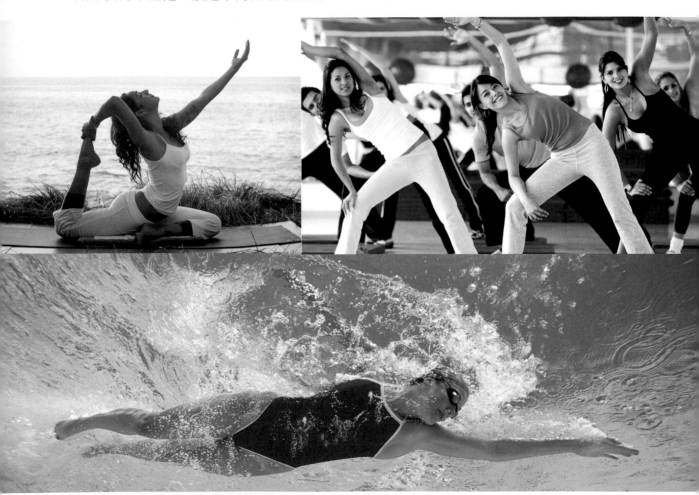

瑜珈、有氧舞蹈、游泳等各式運動皆能保持有效的體能

在按摩的要領中，「節奏」扮演著很重要的角色。客人進入店裡，無疑是來放鬆舒壓，如果美體按摩師的按摩手法速度過於急促，會使得被按摩者的心跳節奏被引導，反而無法放鬆身體節奏而感到緊張。所以按摩時必須掌握適當的節奏，不疾不徐的變換手法，讓客人在平緩規律的節奏下逐漸放鬆，將身體完全交給美容師。

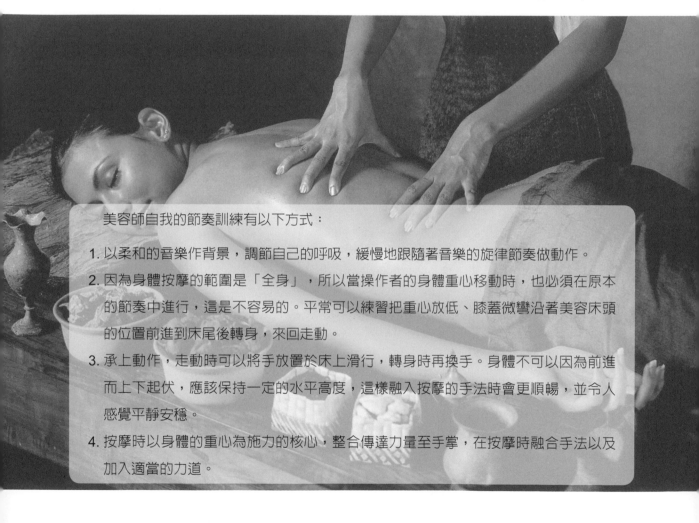

美容師自我的節奏訓練有以下方式：

1. 以柔和的音樂作背景，調節自己的呼吸，緩慢地跟隨著音樂的旋律節奏做動作。

2. 因為身體按摩的範圍是「全身」，所以當操作者的身體重心移動時，也必須在原本的節奏中進行，這是不容易的。平常可以練習把重心放低、膝蓋微彎沿著美容床頭的位置前進到床尾後轉身，來回走動。

3. 承上動作，走動時可以將手放置於床上滑行，轉身時再換手。身體不可以因為前進而上下起伏，應該保持一定的水平高度，這樣融入按摩的手法時會更順暢，並令人感覺平靜安穩。

4. 按摩時以身體的重心為施力的核心，整合傳達力量至手掌，在按摩時融合手法以及加入適當的力道。

顧客諮詢與情緒管理

美容美體業在為顧客護膚或按摩身體前,通常會為顧客諮詢並建立基本資料,也就是「顧客資料卡」。一位專業的美容師,除了應具備良好的技術與專業知識外,工作態度也很重要,是否能有效的處理並解決顧客問題,跟顧客是否願意再度光臨有著密切的關係。

因此,美容美體場所除了按摩空間與接待大廳外,還需要規劃一個可與顧客溝通或諮詢的場所,在護膚前、後都必須讓顧客了解操作過程、改善程度、提供居家生活保健及保養建議等,這時護膚資料卡就是最佳的必備工具。

美容美體業是一個完全客製化的市場,每一位來店的顧客,在年齡、職業、過去的美容美體經驗、消費習慣、生理機能、心理需求等都不一樣,所以需要建立顧客資料卡,作為每次諮詢的紀錄與依據。其

目的如下:

1. 針對各個顧客的皮膚性質狀況、需求、職業、興趣、日常習性、生日、護理紀錄、購買紀錄等,都可以在資料卡中了解查閱。
2. 對不同習性喜好的顧客可提供不同類型的服務,不但可加強彼此信任溝通,更可促進銷售的工作。
3. 可將消費者的消費行為習性做整合,歸納整理出顧客消費群,在訓練新進員工時以數據呈現消費者分類。
4. 建立完整的顧客資料更能有效率的掌握客源。如:提醒課程預約,生日獨享特惠,重要節日促銷活動等。
5. 分析顧客所需的服務項目,對顧客建議說明課程配套,和完整的服務方式。
6. 服務後去電關心身體狀況改善的情形,也稱為售後服務。

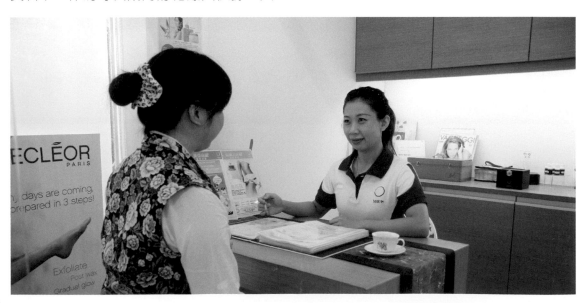

▶以貝兒萃絲（Beatrix SPA）的顧客資料卡為例：

beatrix Euro Spa　　　　　　　　　　　　　　[顧客資料卡]

□會員 編號＿＿＿＿＿　□非會員 ＿＿＿＿　　填寫日期：　年　月　日

姓名 Name＿＿＿＿＿　出生年月日 Date of Birth＿＿年＿＿月＿＿日　性別 Gender □男 □女

聯絡電話 Tel＿＿＿＿＿　電子信箱 E-mail＿＿＿＿＿

聯絡地址 Address＿＿＿＿＿

血型 Blood Type：□A　□B　□O　□AB

職業 Occupation：□工　□商　□服務業　□家管　□其他＿＿＿＿

婚姻 Marital Status：□未婚　□已婚　子女Children＿＿＿＿人

其他SPA店家消費經驗：□無　□有　店家名稱＿＿＿＿＿

1‧睡眠時數：平均每天＿＿ 小時　就寢時間：大約＿＿點　□易入睡 □易醒多夢 □淺眠
2‧每天水分1500c.c.-2000c.c（約3-4大杯）　□超過 □不足 □正常
3‧常喝之飲料：□咖啡、茶、可樂、汽水 □鮮果菜汁 □酒 □優酪乳類 □冰品 □其他
4‧三餐：□十分飽 □七分飽 □定時定量 □不定時、不定量 □宵夜 □進食速度快

1‧目前令你困擾的皮膚問題？
　□面皰　　□粉刺　　□毛孔粗大　□黑斑　　□缺水　　□油脂分泌旺盛
　□敏感　　□皺紋　　□鬆弛　　□黑眼圈　□眼袋　　□痘疤　　□暗沉無光澤
2‧您的皮膚經陽光照射後？　□發紅　　□發黑　　□敏感　　□脫皮
3‧是否曾經做過藥物美白、換膚...等治療？ □否　　□是＿＿＿＿＿

1‧經期日數：＿＿＿＿天 □規律　□不規律
　　　　　　　　　　　　□經痛　□量多　□量少　□血塊
2‧健康狀況？□腸胃不佳　□內分泌失調　□更年期　□貧血　　□手腳冰冷
　　　　　　□頭痛　　　□火氣大　　　□肝機能不良 □記憶力衰退
3‧精神狀況？□精力充沛　□壓力　　　　□緊張　　□失眠　　□精神倦怠
　　　　　　□注意力不集中 □用腦過度 □易焦慮、憂慮 □心煩 □沮喪
4‧常有僵硬：□頭頸 □肩膀 □手臂 □上背 □下背 □腰 □臀 □腿 □全身
　　　　　　□特定點＿＿＿＿＿
5‧是否對任何物質有過敏反應？□否　　□是＿＿＿＿＿
6‧以往發生過的重大疾病：＿＿＿＿＿
7‧以往動過的手術：＿＿＿＿＿
8‧目前服用的藥品：＿＿＿＿＿
9‧目前服用的保健食品：＿＿＿＿＿
10.其他：＿＿＿＿＿
　　　　　＿＿＿＿＿
　　　　　＿＿＿＿＿

beatrix

正面記錄顧客的基本資料，包含聯絡資料、生活習慣、肌膚問題、健康狀況與過往病史。諮詢內容愈詳細，愈有助於美容師在其後實施按摩時的產品選擇和手技搭配，能夠符合客人需求。

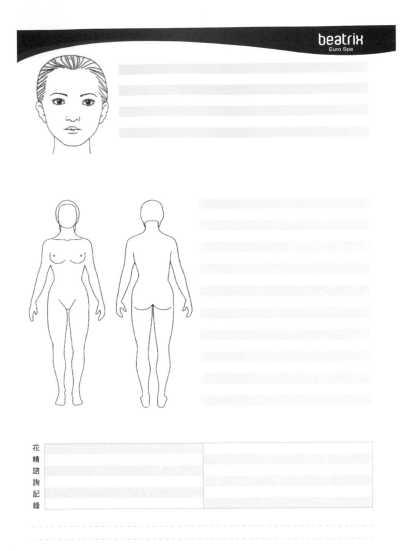

資料卡背面記錄按摩實施時，顧客的各種狀況，比如力道大小、是否有傷口、喜好的加強部位等。

從諮詢、按摩操作到送客，美容師都必須保持良好的儀態，有禮且面帶微笑。但美容師也是人，人難免有情緒低落或亢奮的時候，然而一位成熟敬業的人員能夠公私分明，尤其是在顧客面前，絕不會把自己的情緒暴露於工作之中，所以自我情緒管理是很重要的。

設身處地的想，你想要放鬆一下疲憊身體、恢復體力、淨化心靈，但接待你的美容師從頭到尾都是一張臭臉，是否也會影響你的心情？不管美容師手技多棒，印象分數都會被扣分，這不但造成公司形象受損，同時也是美容師個人的損失。

在情緒管理上，美容師需要有敬業的認知，除了遵守公司規定之外，要瞭解這份工作是人對人、面對面、一對一的貼身服務，所以接待應對就格外重要。

在職場上並不是按摩專業技術最好的美容師，客數就會最多，反而是處事謹慎、體貼熱心、處處為客人著想、以客為尊對待客人，才是最受歡迎的。

當然，客人也是有情緒的，一個專業身體按摩程序，如第一章服務流程的敘述，前後大約需要 120 分鐘，這樣長時間的單獨相處，或許客人有時候會抒發心裡的不愉快，甚至談及許多隱私話題，這時候阿嬤的話千萬要記得：「嬰仔人，有耳無嘴」，意思是說，當有人對你說心裡的話，或者所聽到的事如果傳出去恐怕會造成他人困擾時，千萬不可以口無遮攔，這是身為美容美體從業人員基本的敬業守則與態度。

在美容師個人情緒的調適方面，多利用工作之餘走出戶外，踏青、爬山、接近大自然來放鬆心情，與家人朋友一起參與休閒活動，並分享生活經驗及抒發心情，往往交換心得也是一種釋放壓力的方式。保持一顆樂觀進取的心，只要身心都健康，工作生活也會充滿樂趣。

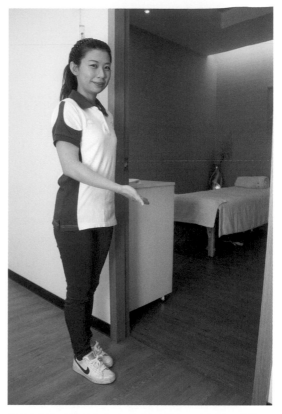

能以客為尊對待客人的美容師，才是最受歡迎的

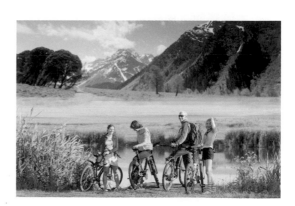

走出戶外也是一種釋放壓力的方式

身體保養品的認識

大部分的人都很注重臉部保養，但是現在愈來愈多人也開始重視身體皮膚的部分，在身上使用保養品也愈來愈普遍。

身體的皮膚也是需要保養的，例如：季節氣候變化時，常常會感覺皮膚變得乾燥緊繃，我們便會擦身體乳液；又比如在夏天時為了在太陽曝曬下依然能保持肌膚白皙，我們會在身體擦上防曬霜。不僅如此，愛美的女生還會在夏天把足部保養的美美的，甚至擦上鮮豔的指甲油，讓穿著涼鞋的雙足更美麗。

身體或是臉部所使用的保養品大多是可以通用的，但仍有部分的保養品會有所區隔，也會因人而異。像是身體用和臉部用的去角質霜，質地就有明顯的不同，通常身體用的去角質霜顆粒較大、較粗糙。

防曬乳雖然臉部和身體可以通用，但有些產品擦在臉上可能會太油膩，易堵塞毛孔，所以購買與使用之前要選擇適合自己膚質的產品才是對的。以下是家居身體保養方式及產品使用介紹：

▶清潔

一般人使用香皂或沐浴乳類，目的是在清潔皮膚。市售香皂鹼性較強，容易使肌膚乾燥，若是對化學產品敏感的膚質，建議使用含天然成分的手工皂或者沐浴乳，既滋潤又不容易刺激皮膚。

▶去角質

去角質霜一般使用在身體皮膚角質較厚或粗糙的地方，如腳後跟、膝蓋、肘關節甚至肩頭以及臀部下緣的部位，屬於深層清潔，過度使用會磨損皮膚，使用頻率請依照產品指示使用。

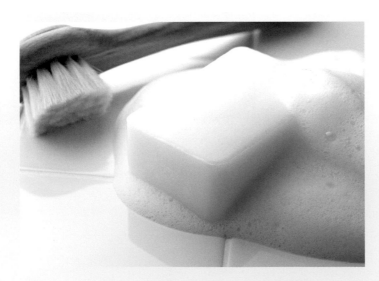

香皂

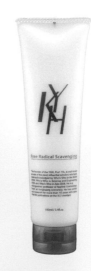

胺基酸沐浴乳

▶敷體

在居家保養的部分，承上述去角質之後，在腳後跟、膝蓋、肘關節甚至肩頭的部位敷上保養型面膜敷劑，會使該部位的皮膚更光滑細緻。

▶保溼

保溼乳液的使用是在皮膚清潔後，主要是保持皮膚表面的溼潤度，市售產品又依個人的喜好添加了美白、緊實等成分，選擇上依個人膚質需求即可。

▶精油

是現在非常流行的芳香療法用品，普遍使用在美容美體業界中按摩美體，美容師經過諮詢後，會依照客人需求及喜好，調配身體按摩油。

市售的精油產品也有適合攜帶的迷你型小包裝的精油，讓使用者可自行調配成家居使用的保養用油。

精油的功能不僅是增加香氣，也具功能性，如抗自由基精油（FRSAB E.O.）：

由弘光科技大學易光輝教授研發的「呼吸就能抗老化」的複方精油，經人體實驗證實，以精油薰香十分鐘，人體吸收後於三十分鐘後可迅速清除血液中 43% 的過氧化氫與 32% 超氧自由基，清除體內自由基的效果顯著。相關研究成果更獲得 2008～2011 年連續四年國際期刊的肯定，並獲得中華民國和中國的發明專利，此精油更參加國際發明競賽，包含：俄羅斯、義大利、波蘭、烏克蘭、日本、瑞士日內瓦、美國匹茲堡、馬來西亞，獲得到 7 金 1 銀的成績，證明精油不僅僅提供香氛，也能達到療效。

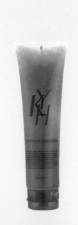 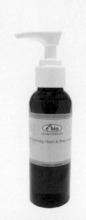 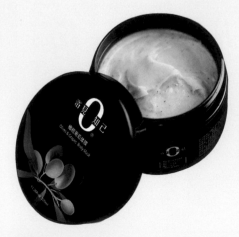 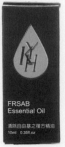 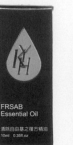

去角質霜　保溼身體乳液　體膜　　　　　　FRSAB 複方精油

為顧客按摩時，美容師可針對顧客的需求，將數種精油調配成具有特定功效的複方精油，以隨身純香精油系列為例：

1. 舒壓放鬆：如橙花、大馬士革玫瑰能舒緩壓力、放鬆心情。

2. 提振精神：如薄荷、佛手柑、能提振精神、活絡思緒

3. 增強集中力：如熱帶羅勒精油、絲柏精油及馬鞭草酮迷迭香，其中的精油成分為 α-Pinene, 3-Carene, Camphene, Eucalyptol, Camphor, Bonyl acetate, Methyl chavicol, β-Linalool, β-Terpinyl acetate，可以讓活潑好動、無法專注的人專心致志。

4. 安神助眠：比如甜橙、萊姆、檸檬、葡萄柚精油能放鬆情緒、平和心跳的速度，讓你整夜好夢連眠

5. 舒緩經痛：如德國洋甘菊、野馬鬱蘭、桃金孃舒緩過敏與疼痛反應，讓經痛或皮膚搔癢不再困擾你。

6. 改善水腫：如檸檬、絲柏、高地薰衣草能加速身體的代謝循環、搭配適度的按摩更可以達到局部窈窕的效果

7. 減輕肩頸痠痛：如歐薄荷、高地薰衣草、冬青樹，其中的精油成分為：Menthol, Isomenthone, Eucalyptol, β-Linalool, cis-Geraniol, Methyl salicylate，可以舒鬆肩頸、放鬆緊繃僵直的肌肉。

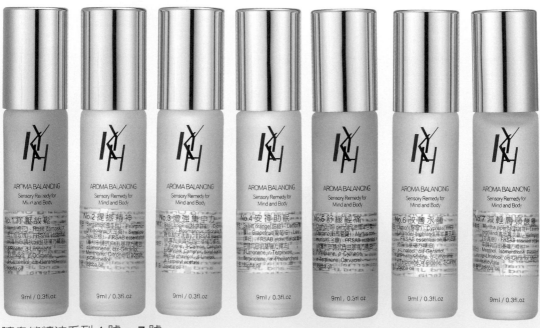

隨身純精油系列 1 號～ 7 號

▶防曬

防止紫外線對人體皮膚造成的傷害，屬於防禦性的產品。防曬產品含有的防曬成分與高效的 UVA/UVB 防曬係數，不僅能完美阻隔紫外線，更能有效防禦肌膚曬黑與曬傷。

紫外線中的 UVA 是造成皮膚「變黑」及皮膚「老化」的主因；UVB 會讓皮膚曬傷、發炎、紅腫、脫皮，致癌性最強。在選購防曬產品時，包裝上的 SPF 數值表示可以延緩肌膚受到 UVB 傷害的倍數，比如 SPF15 表示可以延緩 15 倍的曬傷時間，實際時間因人而異。包裝上的 PA 數值是日本化妝品公會針對紫外線 UVA 所訂定的防曬係數，一個「+」表示可延緩 2~4 倍曬黑的時間，「+」的數量愈多，延緩曬黑的時間愈長。

現代的防曬品不僅有防曬功能，還會添加美白、保濕等輔助效能，劑型從乳狀、凝膠狀至噴霧狀皆有，建議使用卸妝產品較不易殘留。

▶美白

俗話說「一白遮三醜」，除了臉上的皮膚需要美白外，身體的某些部位因為日曬或色素沉澱，會有局部暗沉的情況，也可以做美白的保養。如脖子、胸前、手肘、膝蓋、鼠谿部、腰部甚至臀部等摩擦較多的部位，都可以使用美白產品作修護。

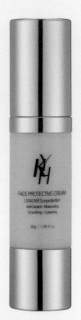

亮白防曬乳 SPF50，特別添加清爽保濕成分，讓肌膚在驕陽下依然水嫩潤澤

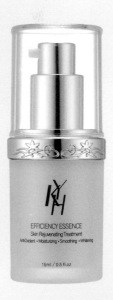

全效亮白賦活水嫩精華液，結合傳明酸、β-White 等成分與玻尿酸、柳蘭萃取等強效保濕精粹，組成全方位的亮白保濕配方，讓肌膚輕鬆回復明亮白皙的光彩

職業形象管理

職業形象是指職場中在大眾面前的印象，包括外在形象、職業道德、專業能力與修養等。透過衣著打扮、言談舉止反映出各職業的專業態度、技術和技能，不同職場背景的職業形象有不同的要求，職業形象必須符合職場需求才能被認同與接受。

在美容美體業界，當客人踏進店裡，第一眼看到的就是「美容師」，在您開口接待之前，您的形象就是第一印象，良與否就在這一面之緣！

一位稱職的美容師在接待顧客之前，應檢視自己的服裝儀容及衛生習慣。

▶稱職美容師的服裝儀容檢視

1. 服裝是否整齊、清潔、平整？是否有按照公司的規定方式穿著？是否配帶識別名牌？
2. 頭髮是否清潔並且梳理整齊？
3. 是否有注意到肩膀上的頭皮屑，或是有掉落的頭髮在衣服上？
4. 身上是否有異味？口氣是否清新？
5. 指甲長度是否有修剪長度並且磨平符合工作規定？
6. 牙齒上有無殘留食物，口氣是否清新？
7. 彩妝是否合宜？是否需要補妝？
8. 鞋子、襪子有無汙損？

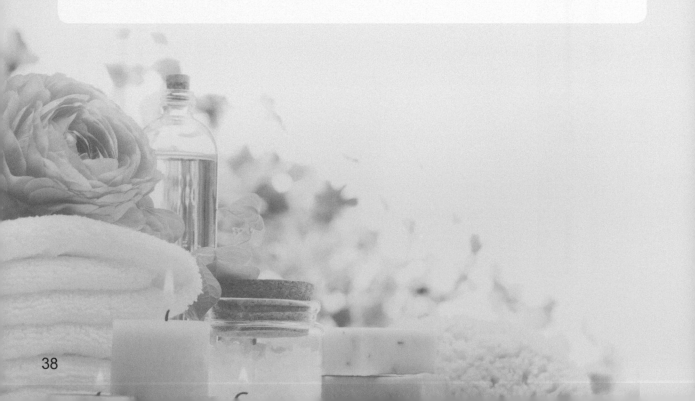

以上的服裝儀容細節提醒都代表著個人及公司的形象，是一名專業美容師所應該具備、遵守的。此外隨時保持挺直的身形、優雅的手勢動作、不疾不徐的說話速度、咬字清楚、用詞客觀也是一位專業美容師所應具備的形象。

▶稱職美容師的衛生習慣檢視

1. 儀容方面：注意個人清潔與細心的保養，沾到髒汙應立即處理，讓自己隨時保持整潔清新的儀容。

2. 身體清潔方面：每天沐浴，保持身體清爽，如有必要，可使用芳香劑或止汗劑，但是避免使用氣味濃郁的香水。

3. 口腔衛生方面：經常潔牙，特別是餐後。如患有口臭，可以使用漱口水漱口來消除口臭。除此之外，還應定期做牙齒及身體健康檢查。

4. 妝容方面：眉毛應修整，使用淡雅的色系，呈現自然妝容，千萬不要濃妝艷抹。

5. 髮型方面：隨時保持頭髮的清潔，與整齊俐落的髮型，以不影響工作時的衛生要求為原則。長髮必須綁起來，以防止在工作時因不時的撥弄而影響衛生。

6. 鬍鬚方面（男仕）：隨時保持臉部清潔，鬍子應每天刮修乾淨。

7. 手部方面：雙手應隨時保持清潔，指甲也必須細心修剪磨平，以免刮傷顧客。以雙手接觸客人臉部或身體皮膚，衛生安全尤其重要，工作前後都應使用酒精消毒。

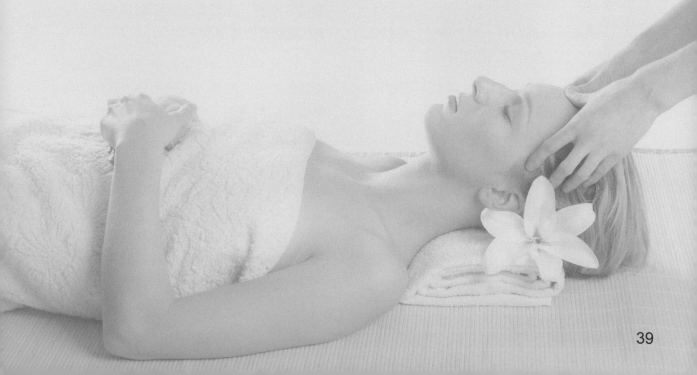

工作前準備

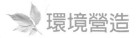

環境營造

營造一個清潔、舒適、安全及安靜的的按摩環境是對客人的基本尊重，也是身為美容美體按摩師的專業責任。許多美容美體業者會設計具有南洋島嶼風情的裝潢造景，便是希望給予客人出國渡假般的放鬆感。

一般美容美體機構的環境營造重點有下列幾項：

明亮的接待大廳：採光好，視野清澈會讓人有心胸開闊的感覺。

舒適的泡澡空間：一般人在家裡很少有機會舒適地泡澡，在 SPA 館有泡澡的設備，甚至利用造景來營造泡澡區，可以好好享受一下泡澡的樂趣。

專業的儀器設備：如光療室、SMT 太空艙等，依按摩課程內容需求設計。

寬敞的室內空間規劃：場地空間寬敞，充滿放鬆、無拘束的氛圍。

衛生清潔：美容美體行業是一個人來人往，又必須與顧客有肌膚親密接觸的地方，所以，會與顧客接觸的物品都必須達到衛生清潔的標準，以免造成肌膚不適，甚至是傳染病的發生。

為顧客服務時，應替每一位客人準備全新或是清潔過的浴袍及毛巾，不能在未經清潔的情況下重複使用。因為在按摩過程中，按摩油、敷劑或乳液會沾染到大小毛巾，容易引起細菌滋生，如果沒有更換是不合乎衛生規範的。

舒適的按摩空間：按摩室的空間設計不可太狹擠，產品用具擺設要整齊清潔，使用後的耗材物品要隨時整理乾淨，讓顧客一進入這個空間就有放鬆舒服的度假感覺。許多美容美體機構會提供雙人，甚至多人的房間，讓顧客可和自己的親友共用。

安靜的環境：安靜的環境尤其重要，因為客人是來舒壓放鬆的，環境吵雜會影響到顧客的休息和情緒。按摩進行前，可提醒顧客在按摩時正確的吸氣吐納方式，以達到最好的療效，完成放鬆休息的真正目的。但按摩進行中除非客人主動或姿勢變換等需要，應儘量避免跟顧客交談，以免影響顧客的休息。

此外，按摩過程中音樂的播放要以輕柔音樂為主，節奏太快或者是太強烈的音樂會造成緊張感，使人無法放鬆情緒，應避免使用。

安全的環境：在美容美體按摩進行中，顧客幾乎只穿著紙褲或者是裸身，所以安全性和隱密度絕對要注意！通常在按摩室的外面都會有一盞燈，當裡面有客人的時候，要將這盞燈打開，讓其他的人知道這一間按摩室正使用中，不得隨意進入。

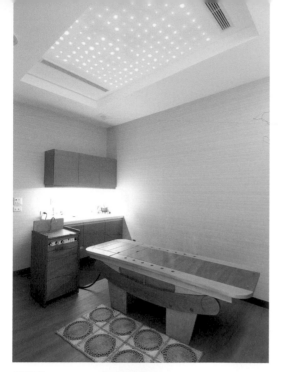

光療室

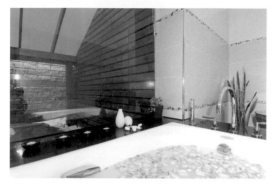

舒適的泡澡空間

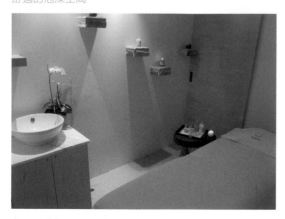

上：舒適的按摩空間

下：許多美容美體機構會設立雙人房

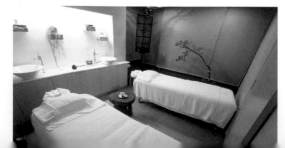

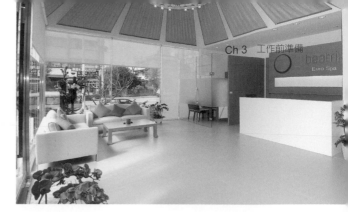

明亮的接待大廳

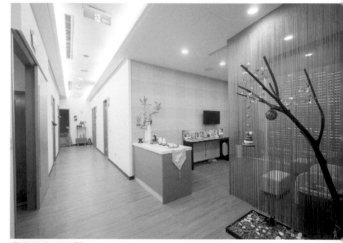

寬敞的室內空間

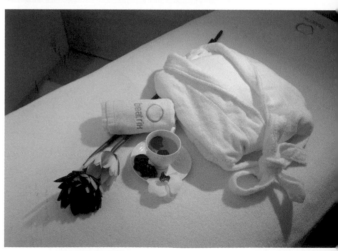

上：全新或是清潔過的浴袍及毛巾

下：按摩進行中美容師應專注於按摩手法及律動節奏上，切勿主動跟顧客交談聊天

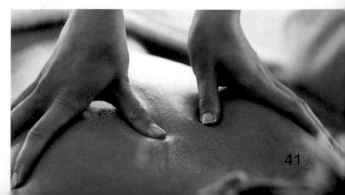

41

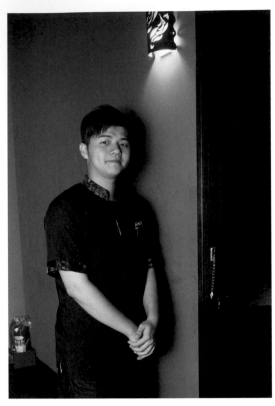

按摩房間有顧客在使用時，會開啟房外的燈

 按摩的功能與目的

中醫常說：「通則不痛，痛則不通」，此為古代中醫書籍上的理論，現今在身體按摩應用上發現，經絡暢通對於身體健康是有助益的。雖然我們沒有受過中醫的專業訓練，但這個道理不難理解，例如過度暴飲暴食，腸胃會無法正常運作，引起腸胃不適甚至疼痛；長期坐在電腦前工作的過度疲勞，造成肩頸痠痛、頭昏腦脹，進一步造成頭疼及眼睛痠澀和疼痛感；或是激烈的運動後，乳酸堆積所引起的肌肉痠痛 ... 等等。

按摩的目的在消除身體肌肉的疲勞、舒緩疼痛以及肌肉的伸展運動，配合按摩手技可疏通經絡、放鬆肌肉，達到以下功效：

1. 促進皮膚功能正常運作。
2. 增進血液循環及改善膚色。
3. 促進淋巴循環的新陳代謝。
4. 預防肌肉鬆弛，增加彈性。
5. 減輕運動後肌肉組織內所堆積的乳酸，造成肌肉疼痛。
6. 舒緩緊繃的肌肉，預防肌肉組織纖維化。
7. 伸展肌肉，增加肌肉彈性與張力。

 基礎按摩手法與技巧

「手」是美容美體按摩師的工具，按摩師操作手技是否得當，直接影響到按摩功效，所以按摩的手法與技巧就格外重要。

工作前的手部暖身運動是保護手部的重要動作，有助於在操作手技時，關節可以靈活的運用與轉動，手部肌肉也達到充分地伸展，讓操作按摩的過程中手技能展現自如。

美容美體按摩師在為客人按摩時，能使身體的肌肉、血管以及神經系統產生活動效應，進而幫助顧客完成身體肌膚的保養與舒緩。

按摩的動作非常多，依手部與身體接觸的方法，大致上可以分為以下四類：

按撫法（Effleurage）

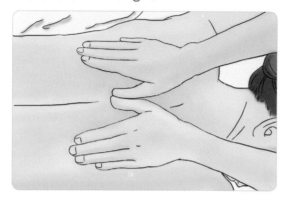

輕度按撫：手掌在皮膚表面做服貼的滑
　　　　　行。

深度按撫：手掌在皮膚表面做服貼的滑
　　　　　行，並且加重力道。

揉捏法（Petrissage）

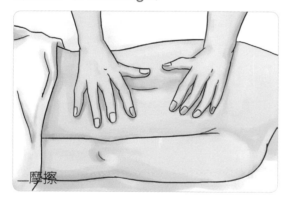
摩擦

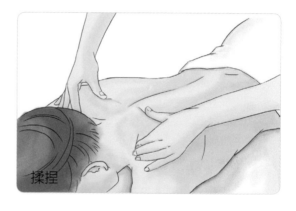
揉捏

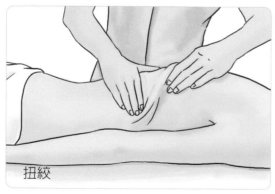
扭絞

摩擦：雙手手掌在皮膚表面做服貼並來
　　　回或旋轉的動作。

揉捏：手掌加上手指的運用動作。

扭絞：雙手手掌以不同方向將肌肉扭轉
　　　對立，有絞動的動作。

扣敲法（Tapotement）

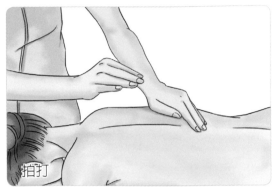

拍打

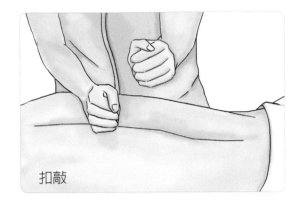

扣敲

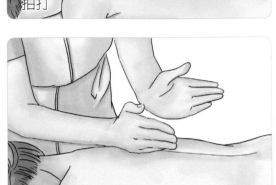

砍

拍打：手掌微屈，讓掌心有如空心的
　　　拍打動作。

扣敲：輕握拳頭敲擊的動作。

砍：以手刀做的敲擊動作。

振動法（Vibration）

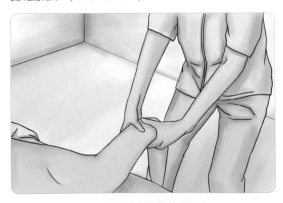

振動：是將按摩的部位輕舉搖晃的動
　　　作，或者是雙手按住身體某部
　　　位的振動。

身體的按摩技巧有以下幾點要注意：

身體按摩的施力要領以身體借力使力的方式進行。

1. 服貼的接觸皮膚。
2. 緩和的速度，比心跳要緩慢一點點的速度進行。
3. 按照肌肉紋理走向來回按摩。
4. 手法動作與動作連貫要流暢。
5. 詢問顧客的力道接受度，即時調整力道。
6. 在操作時提醒顧客調整呼吸頻率，尤其是力道加強時，吐氣有放鬆的作用。

身體按摩流程設計

在業界有身體局部按摩療程的設計，原因是針對身體局部的放鬆，或者是藉由按摩來運動肌肉。例如：肩頸放鬆按摩、背部放鬆按摩、腹部保健按摩、腿部舒壓按摩、手部的按摩保養、頭部放鬆按摩等等。

以下介紹的身體按摩流程，是以全身按摩的流程為基準。

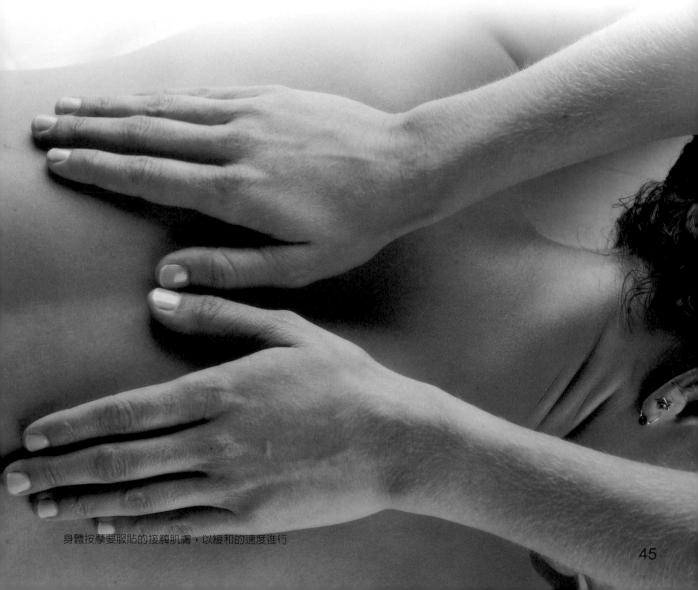

身體按摩要服貼的接觸肌膚，以緩和的速度進行

▶身體按摩流程

全身按摩大多都是由背部開始做起，所以一開始客人都是臥趴在美容床上面。

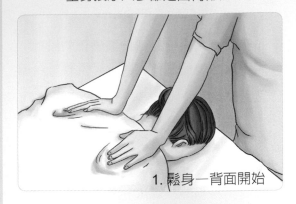

1. 鬆身—背面開始

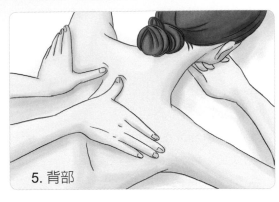

5. 背部

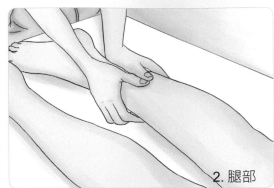

2. 腿部

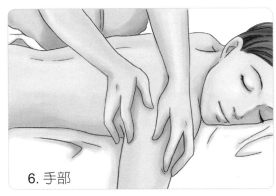

6. 手部

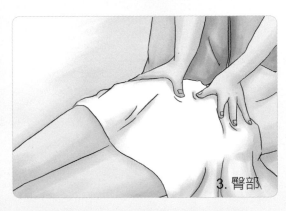

3. 臀部

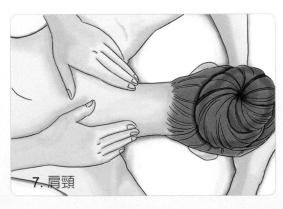

7. 肩頸

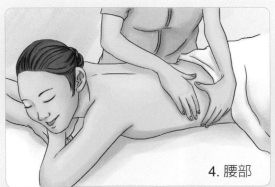

4. 腰部

背面結束，正面開始

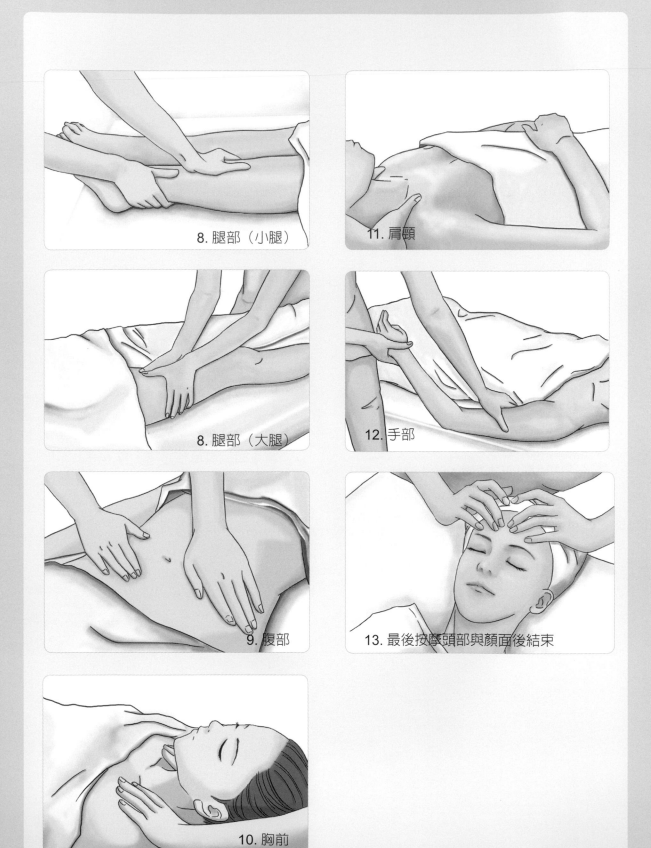

8. 腿部（小腿）

11. 肩頸

8. 腿部（大腿）

12. 手部

9. 腹部

13. 最後按摩頭部與顏面後結束

10. 胸前

▶操作流程要領

按摩流程需流暢：

以全身按摩為例，在身體按摩的流程中，全身肌肉都必須要按摩到，先按摩背面，再按摩正面，最後才是頭和面部。

按摩時間的掌握：

一般全身按摩時間有 60 分鐘及 90 分鐘兩種，要掌握好每個部位的時間分配，除了透過按摩前的諮詢，在了解客人需求後，可以特別加強某些部位，如果沒有特別需要，身體各部位的按摩時間應均勻分配，否則因時間的關係而草草結束最後按摩的幾個部位，會讓客人產生服務草率的負面觀感。

細心保護客人的身體：

身體裸露的部分即是按摩的部位，其他的區域仍要用毛巾覆蓋，並詢問客人冷氣會不會太冷，或者空調溫度是否舒適等問題，來適時調整空調及覆蓋在身上的毛巾。尤其在冬天，必要時可使用電毯或暖氣，避免客人在按摩時覺得有涼冷的感覺。

按摩結束後的服務：

當身體按摩療程結束，客人穿上浴袍時，能夠在房外等候，引導客人至休憩區稍作休息，喝杯熱茶，並詢問今天的按摩療程有沒有需要改進的地方，記錄作為下一次修正的參考。

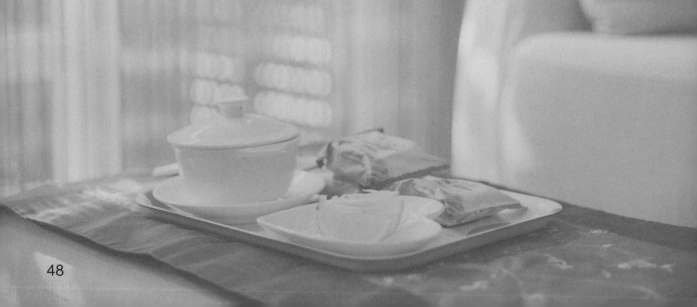

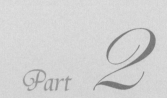

Part 2

美體按摩與居家保健

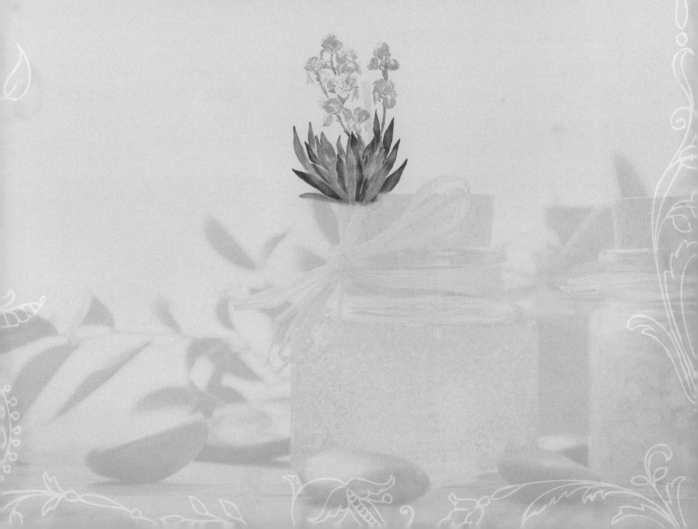

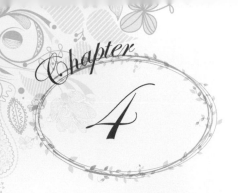

Chapter 4

鬆身

鬆身的目的

　　為顧客按摩前要先鬆身，此時將正式開始接觸顧客的身體，所以操作前要提醒美容美體按摩師以下注意的事項

　　（一）不可配戴飾品。

　　（二）工作前必須用酒精棉片消毒雙手。

　　（三）雙手不可有冰冷感。

　　（四）維持正確的呼吸方式及挺直的站立姿勢。

　　（五）專注細心，了解顧客的感受。

　　當客人於預約時間光臨，並接受諮詢後，美容師會先請客人淋浴暖身，之後換上浴袍或美容衣，再進行全身按摩。按摩的第一個步驟就是鬆身，目的在讓客人放鬆身體，準備接受美容美體按摩師的按摩，方法很多，可以利用揉壓或者搖晃的方式，由肩部、背部、腰部、操作到腳掌，讓客人放鬆身體。

　　按摩的過程中，如果客人能夠進入睡眠狀態，此時的按摩效果是最好的。因為當肌肉接受外力刺激的時候，人會有癢或疼痛的感覺，使肌肉緊張收縮，而與美容師的按摩施力形成對抗，這樣是不容易得到放鬆舒壓的。

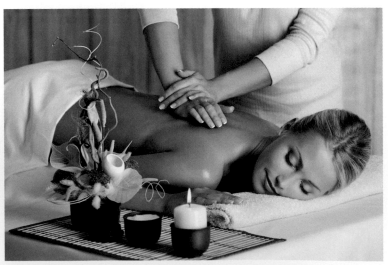

按摩時，客人若能進入睡眠狀態，按摩效果是最好的

　　所以鬆身是按摩流程中非常重要的開場白，告知客人按摩即將開始，漸漸放鬆身體，並配合調整呼吸吐納，來享受其後的按摩流程。

 ## 鬆身示範動作

　　鬆身的目的是使顧客放鬆，並適當的伸展肌肉。美容師在變換部位時，動作應流暢，盡量不要讓兩手完全離開顧客身體，使顧客感覺美容師的動作是連續不停的。以下為各部位的鬆身動作：

全身放鬆動作

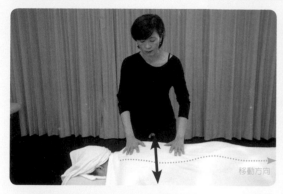

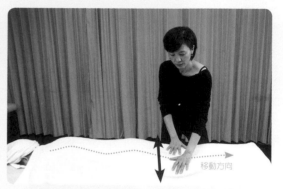

1. 讓顧客臉朝下趴在指壓美容床上，站在顧客的側邊，打開手掌輕輕的服貼在顧客背上。先以非常輕微的力道上下搖晃，讓客人的身體因為搖晃而漸漸地放鬆，好像在海洋中無重力地漂浮。

2. 輕輕搖晃至臀部，雙手由左右改為前後置放，繼續搖晃，並逐漸往大腿、小腿移動，至腳掌處時，手掌順著腳跟往腳趾方向輕撫過便完成。

腿部伸展動作

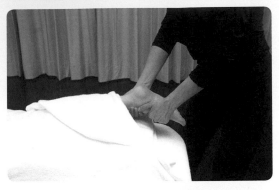

1. 雙手握住客人的腳踝輕輕的拉直伸展，
   2～3次。

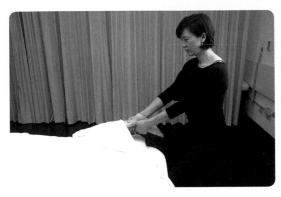

2. 第二次結束時，將腿部朝外側拉一次，
   並將腳背放置腳枕上再換腳操作。其目
   的是讓客人身體能放鬆的服貼在床上。

腿部暖身動作

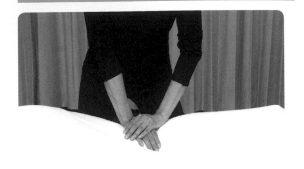

1. 手掌上下交疊，從膝蓋後方做揉壓的動
   作2～3次。

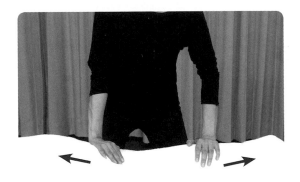

2. 分開雙掌，一手向上往臀部方向，一手
   向下往腳踝的方向移動揉壓。

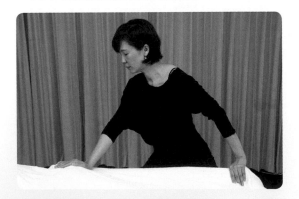

3. 兩掌移動至大腿根部與腳踝時，一手置
   於臀部下緣，一手置於腳踝做握持的動
   作按壓2～3次，再換腳操作。

脊椎外側肌肉伸展動作

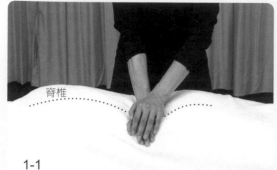

脊椎

1-1

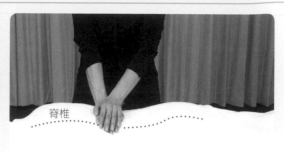

脊椎

1-2

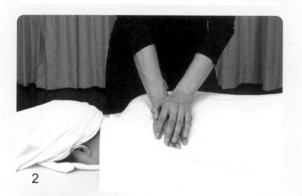

2

1. 雙手交疊，在腰部脊椎左（圖1-1）右（圖
   1-2）兩側做揉壓的動作。
2. 揉壓至肩胛骨，兩手掌分開順著肩膀滑
   下至手肘，接續手部的放鬆動作。

手部放鬆動作

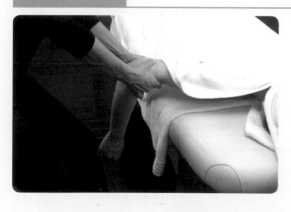

雙手握住手肘，像鐘擺一樣左右搖晃，再
由手肘處往外輕拉伸展，重複 2 ～ 3 次讓
手臂自然垂下放置後，換邊操作。

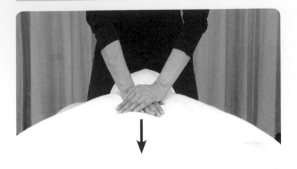

1. 雙手掌交疊於肩胛骨間,頸椎下方按壓。
2. 由上而下逐步按壓至腰椎,操作時請客
   人在按壓的時候吐氣,放鬆的時候吸氣,
   重複 2～3 次。

肩部放鬆動作

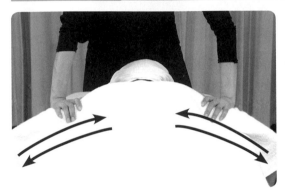
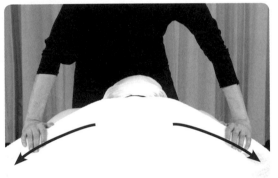

1. 雙手分開,以揉壓的方式由肩部朝外往
   上手臂移動,揉壓到接近手肘的地方後
   再重回肩部,重複 2～3 次。

2. 揉壓完畢後,手掌順著肩膀至手肘的方
   向輕撫 2～3 次,再接續最後的梳頭動
   作。

梳頭

　　梳頭的目的是放鬆緊張的頭皮並促進
新陳代謝。梳頭的要領在選擇有氣墊的圓
頭木梳,由髮際線往頭頂輕刷,當客人頭
髮有打結糾纏時,不可用力拉扯。要輕握
住糾結處再梳開。

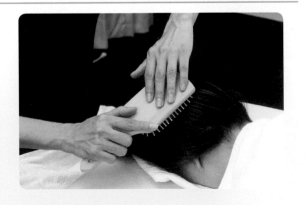

腿部按摩

Chapter 5

肌肉的柔軟度會影響到一個人的動作，有些人常常因為突然間一個轉頭動作，不小心就拉傷肩頸肌肉，那就是因為肌肉的柔軟度不夠。透過按摩能增加肌肉的彈力與柔軟度，伸展拉筋則將身體肌肉的活動範圍擴大，這樣受傷的機率就能大幅減少，血液循環也會在按摩伸展的過程中變好，所以通常美容美體按摩師會將伸展的動作融入在按摩的動作當中。

但美容師的幫助有限，身體按摩也無法天天施行，因此若平日能讓肌肉獲得充分伸展，可保持肌肉的彈力與柔軟度，減少工作造成的肌肉僵硬與疼痛。

由本章開始，除分章介紹身體各部位的按摩手技外，特別補充了居家的伸展動作，提供美容師自我保健，亦可指導客人居家保健。

腿部肌肉不舒服的原因

造成腿部肌肉痠痛不舒服的原因有很多，例如：

- ◆ 工作上需要久站，如百貨專櫃小姐。
- ◆ 運動引起的痠痛，如爬山，慢跑，健行。
- ◆ 因穿著高跟鞋而造成的肌肉緊繃。

以上都是導致腿部肌肉緊張痠痛的原因。在居家保養方面，建議可以將雙腳泡在熱水裡來舒緩腿部緊張僵硬的肌肉，也可以塗一些能幫助肌肉舒緩的按摩霜來紓解。

腿部的按摩手法與肌肉伸展動作

　　藉由美容美體按摩師的按摩手法，可以舒緩腿部的痠痛和緊張感。按摩的時候可以順著肌肉紋理來操作按摩動作及伸展動作，亦可橫向操作，增進肌肉彈性與張力。

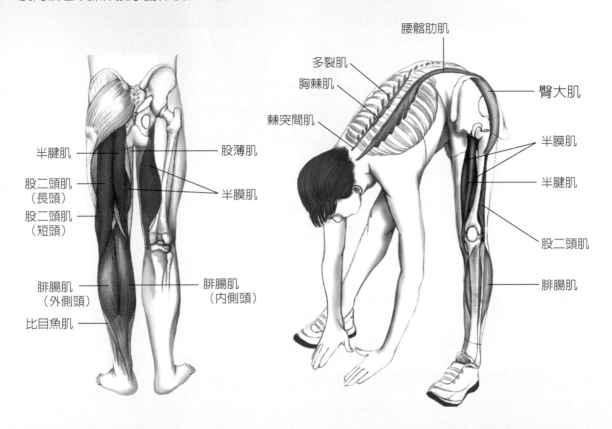

腰髂肋肌
多裂肌
胸棘肌
棘突間肌
半腱肌
股薄肌
股二頭肌（長頭）
半膜肌
股二頭肌（短頭）
腓腸肌（外側頭）
腓腸肌（內側頭）
比目魚肌
臀大肌
半膜肌
半腱肌
股二頭肌
腓腸肌

▶ 腿部背面的按摩手法

準備動作

1. 將毛巾卷成筒狀，墊在顧客腳踝關節下方做支撐。
2. 將覆蓋在客人身上的大毛巾往上卷至臀部下方，露出整條腿。
3. 除了按摩部位外，其他部位仍須以毛巾覆蓋，可以毛巾輔助避免顧客曝光。

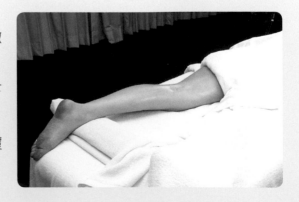

動作一

施油

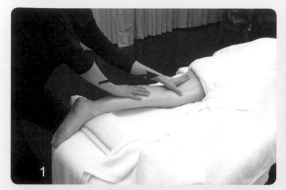

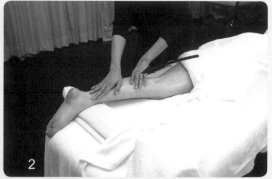

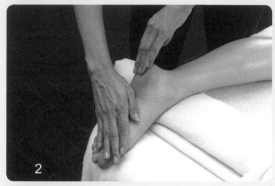

1. 在腿部塗上按摩油，方向先由下而上塗抹。
2. 再由上而下返回。
3. 施油部位包含腿部的背面及腳掌。

動作二

讓腿部的肌肉由下而上（暖身）

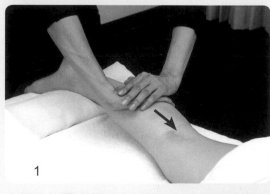

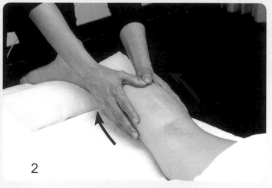

1. 雙手交疊手掌橫向放置，由腳後跟撫推到膝蓋後側。
2. 接著雙手滑開從小腿兩側回到原位，步驟 1 ～ 2 重複做三次。

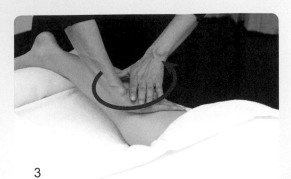

3. 雙手交疊在膝蓋後側的位置畫圓輕撫，重複做三次。

4. 承上位置，雙手交疊手掌橫向，由膝蓋後側撫推到大腿。

5. 在臀部下方雙手滑開從大腿兩側回到原位。步驟 4 ～ 5 重複做三次。

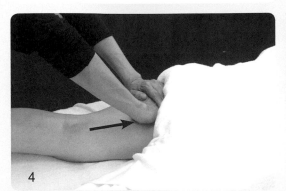

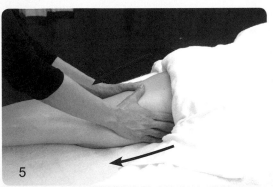

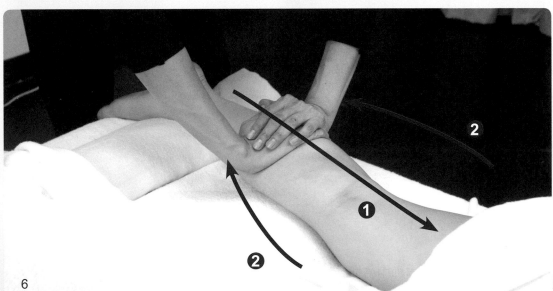

6. 承上動作，手掌移至腳後跟，一樣雙手交疊、手掌橫向，由腳掌後跟撫推到大腿，雙手滑開從腿兩側回到原位，重複做三次。

動作三

利用手指做橫幅度的撥法，讓肌肉增強彈性。

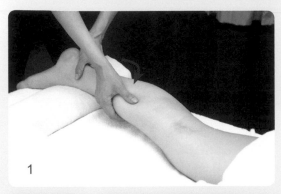

1. 虎口張開，以大拇指為主要按摩動作。
2. 由腳後跟出發，畫半圓弧形撥開肌肉前進到大腿臀部下方。
3. 接著雙手滑開，從腿兩側回到原位。步驟 1 ～ 3 重複做三次。

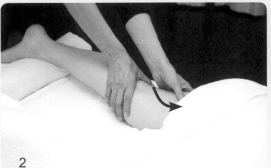

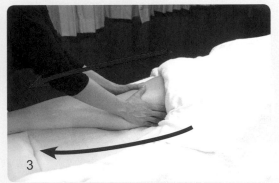

動作四

利用掌壓的動作讓腿部的肌肉有壓縮與放鬆的張力。

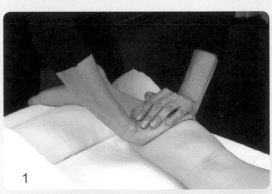

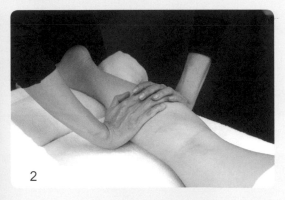

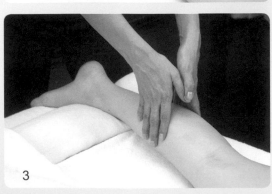

1. 雙手交疊輕壓腿部。
2. 接著分開至兩側。
3. 然後雙手提起。由腳後跟到大腿重複前述動作，最後雙手滑開從腿兩側回到原位，步驟 1 ～ 3 重複做三次。

動作五

舒順大腿正後側的深層肌肉。

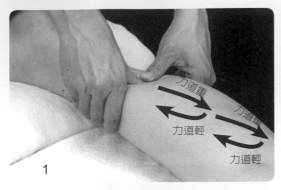
力道重
力道輕
力道輕
力道輕
1

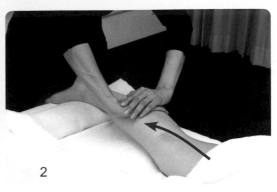
2

1. 虎口張開、大拇指交疊，由腳後跟做來回指滑的動作直到臀部下方，前進的時候力道可稍重，往回的時候力道減輕（一方面是讓操作者放鬆手部肌肉）。

2. 至臀部下方，雙手交疊回到原位。步驟1～2重複做三次。

動作六

由下往上，將腿部的肌肉向上舒展，有加強循環的作用。

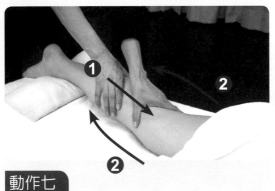
1
2
2

虎口張開雙手交替，順著肌肉的紋理由腳後跟一直推到大腿，力道深層，之後雙手滑開從腿兩側回到原位，重複做三次。

動作七

運動腳掌，促進末梢血液的循環。

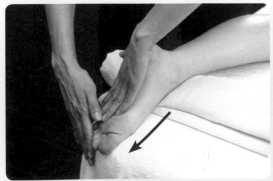

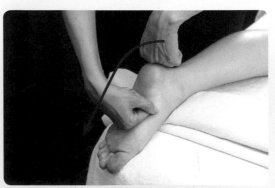

1. 雙手交替，由腳後跟往腳趾頭方向做掌撫數次。

2. 輕握拳頭以手背的指關節，由腳後跟往腳趾頭方向滑行數次。

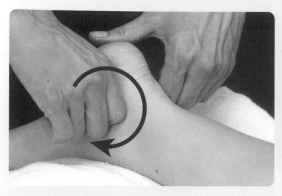 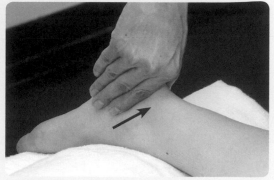

3. 雙手食指微曲，在腳踝兩側，以腳踝骨為中心，沿著腳踝兩側突出的骨頭外圍畫圈數次。

4. 單手虎口張開放在腳後跟（跟腱）的位置做揉拿的動作數次。

▶ 腿部背面的肌肉伸展動作

動作一

伸展腿部正面與背面肌肉。

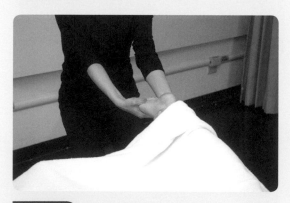

雙手將腳後根握住輕提，美容師將身體下蹲，拉直顧客腿部。當美容師身體站立時將腿部放鬆輕放，重複動作三次。

可伸展大腿及小腿正面的股直肌、股外側肌、骨中間肌及腳背踝關節；與伸展背面的肌肉，含半膜肌、半腱肌、股二頭肌及腓腸肌。

動作二

伸展大腿正面肌肉及腳背踝關節。

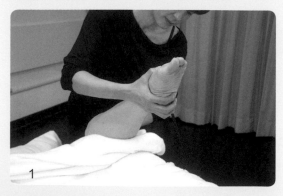

以下動作可伸展大腿正面的股直肌，股外側肌，骨中間肌及腳背踝關節。

1. 將小腿提起腳跟往臀部的地方輕壓，放鬆重複動作三次。

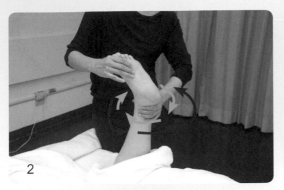

2. 腳踝關節做左右的轉圈活動。

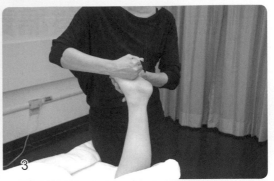

3. 最後在腳掌中心的部分握起拳頭空心的
   輕敲。

動作三

伸展大腿正面肌肉及鼠蹊部。

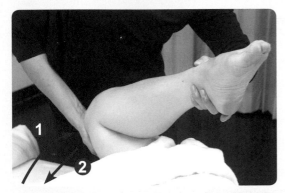

承動作二，一手扶住腳踝，一手放在膝蓋
將大腿輕輕的往上抬，再放下放鬆，重複
動作三次。

可伸展大腿正面的半膜肌，半腱肌，股二
頭肌及鼠蹊部。

動作四

伸展大腿及小腿的背面肌肉。

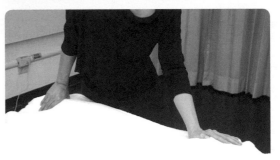

一手輕扶臀部下方，另一手放在腳後跟上
下施力做握持動作，伸展下半身肌肉，重
複三次。

可伸展大腿及小腿的半腱肌，股二頭肌，
腓長肌及比目魚肌。

動作五

放鬆腿部肌肉。

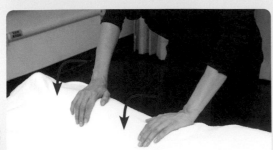

以雙手搖晃腿部，由上往下緩慢的移動至腳
掌。

▶ 腿部正面的按摩手法

準備動作

參考腿部背面按摩的準備動作,將覆蓋在客人身上的大毛巾往上卷至大腿根部。為顧客施行身體正面的按摩時,需以毛巾覆蓋顧客眼部,避免光線刺激,讓顧客能放鬆休息。

動作一

施油

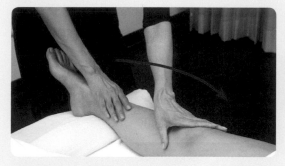 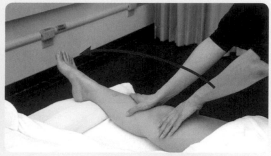

在腿部塗上按摩油,方向先由下而上塗抹,再由上而下返回,需塗抹至腳背。

動作二

讓腿部的肌肉由下上的暖身。

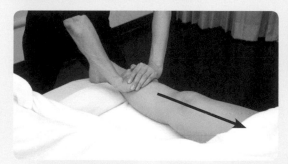 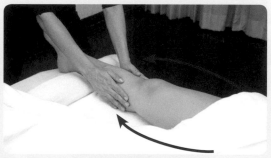

1. 雙手交疊手掌橫向,由腳背跟撫推到膝蓋,接著雙手滑開從小腿兩側回到原位,重複做三次。

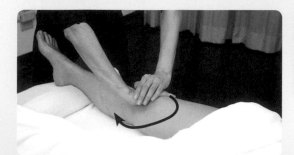 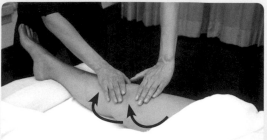

2. 雙手交疊在膝蓋的位置畫圓輕撫,重複做三次。接著雙手分開,以手掌交替畫圓輕撫膝蓋,重複做三次。

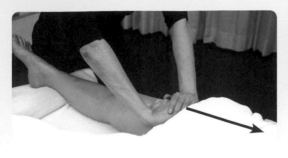 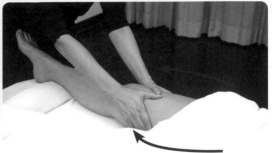

3. 承上位置雙手交疊手掌橫向，由膝蓋撫推到大腿，接著雙手滑開從大腿兩側回到原位，重複做三次。

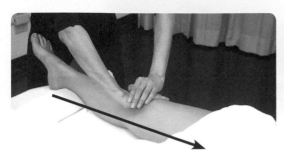 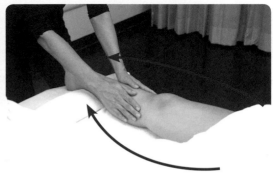

4. 承上動作並回到腳背，再由腳背雙手交疊手掌橫向，由腳後跟撫推到大腿，雙手滑開從腿兩側回到原位。重複做三次。

動作三

運動腿部側面的肌肉。

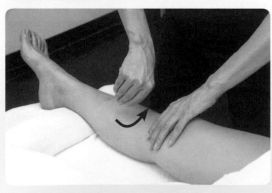 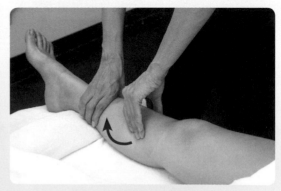

身體站立在腿部的側面，兩手虎口張開，左右手交替由外往內做推拿的動作。由腳踝沿著小腿一直到大腿，再由大腿回到小腿至腳踝。

動作四

動作要領如同毛巾扭乾，訓練腿部肌肉相對的張力。

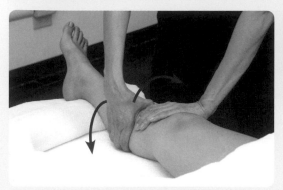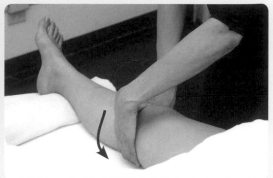

身體站在腿部的側面，虎口張開動作成對立的搓、揉、扭。由腳踝處，小腿一直到大腿，再由大腿回到小腿至腳踝。

動作五

加強運動脛骨內、外側的骨骼肌。

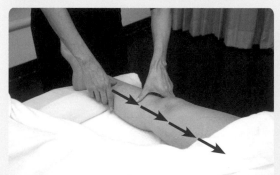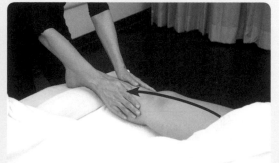

1. 雙手指滑，沿著脛骨內側由下往上滑動至大腿內側。

2. 接著由大腿滑回腳踝。步驟 1～2 重複三次。

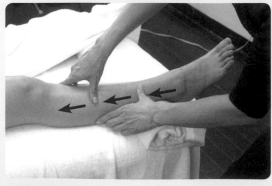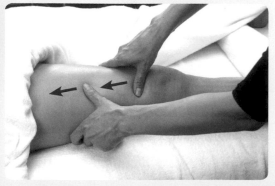

3. 改為沿著脛骨外側由下往上滑動至大腿外側，接著兩手分開由大腿兩側滑至腳踝，重複動作三次。

動作六

將腿部肌肉由下而上，由內而外的舒順。

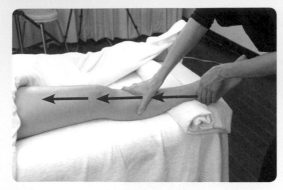 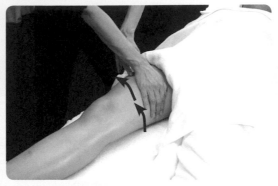

1. 虎口張開，雙手交替由腳踝一直掌推到大腿。

2. 轉身移動重心，由大腿內側往外撥動，順著肌肉的紋理，力道深層，接著雙手滑開從大腿兩側回到原位，重複做三次。

動作七

活動腳背、腳趾末稍促進血液循環。

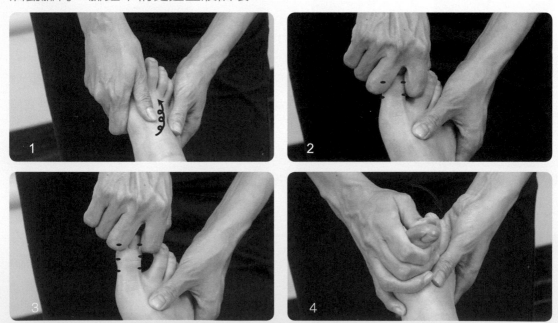

1. 按摩腳背，以每一個腳趾頭間為路徑，由內側以螺旋、指滑的方式按摩至腳趾三次。

2. 再以拇指與食指的側面作扣壓動作，在腳趾頭的側面壓點。

3. 承上動作一直壓到腳趾尖。步驟 2～3 重複做三次。

4. 最後以大拇指，將腳趾頭的血液推向交趾末端停留 2～3 秒，再放鬆。

▶ 腿部正面的肌肉伸展動作

動作一

伸展腳背及大腿、小腿後側的肌肉。

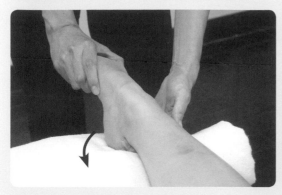 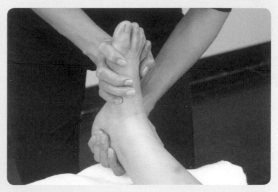

將腳背往下壓伸展後，腳背往上抬，重複動作三次。

可伸展腳背部分的肌肉及大腿、小腿後側的股二頭肌（長頭）、半腱肌、半膜肌、腓腸肌、腓股短肌、伸趾長肌、長肌及股二頭肌（短頭）。

動作二

伸展到大腿後側半膜肌，半腱肌，股二頭肌，臀大肌及髖關節。

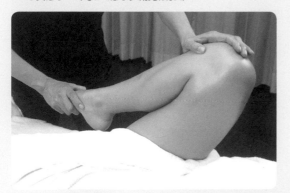

膝蓋彎曲往胸前上抬舉，往顧客方向輕壓 3～4 次後將腳放回。。

動作三

伸展大腿後側半膜肌，半腱肌，股二頭肌及髖關節。

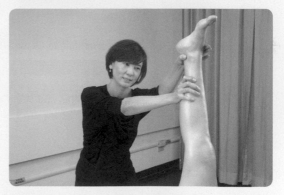

膝蓋伸直往向上抬舉，至頂部時朝顧客方向輕壓 3～4 次後將腳放回。

動作四

伸展大腿後側半膜肌、半腱肌、股二頭肌、臀大肌、髂脛束及髖關節。

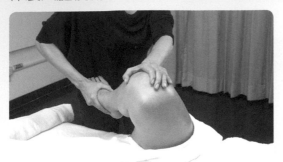

膝蓋彎曲往斜上抬舉。動作重複三次。

動作五

伸展大腿內側肌肉，向外舉越高張力越大。

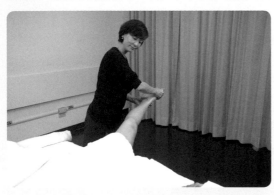

將腳朝 90 度的方向，向外舉起。腳尖朝外，輕壓 3～4 次後將腳放回。

可伸展大腿內側的恥骨肌、內收長肌、內收大肌股薄肌、內收短肌、半膜肌及半腱肌。

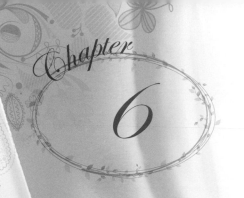

Chapter

6

臀部按摩

臀部肌肉不舒服的原因

造成臀部肌肉痠痛不舒服的原因有很多，例如：

♦ 常蹲坐著洗衣服、擦地板。

♦ 長時間開車，例如：公共運輸駕駛。

♦ 因為工作或念書而長期坐在硬椅子上，例如：學生、文字工作者。

♦ 需要長時間蹲著工作的職業，例如：建築工人、機械技師、裝潢工人。

♦ 做了臀部肌肉鍛鍊運動的愛美女性。

符合以上因素的人，容易有臀部肌肉僵硬不適的感覺，也會造成下肢循環不順，應儘量安排時間伸展筋骨，或起身走動，避免久坐讓臀部的肌肉感覺僵硬，進而痠痛疼痛。

臀部的按摩手法

首先要了解臀部的肌肉紋理，按照肌肉的紋理來進行按摩與執行臀部的伸展動作。

準備動作

適當調整毛巾位置，露出顧客的臀部，或準備拋棄式的丁字褲讓顧客穿上，使顧客不會因私密部位的裸露而感到尷尬。

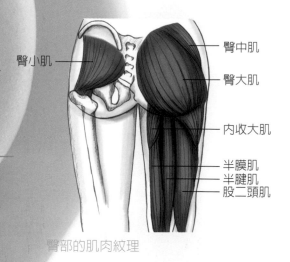

臀小肌

臀中肌

臀大肌

內收大肌

半膜肌
半腱肌
股二頭肌

臀部的肌肉紋理

施油：在臀部塗抹按摩油。

放鬆臀部的肌肉。

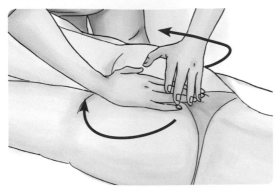 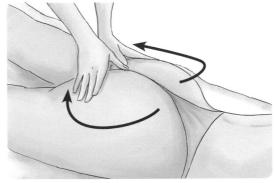

1. 雙手由臀部內往外沿著臀外緣畫大圓數次。

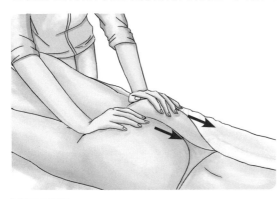

2. 之後停留在臀部下方，雙手由下往上推
壓。重複動作三次。

利用掌壓的緊張與放鬆動作，促進血液循環肌肉彈性。

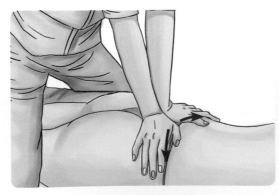

雙手由臀部脊椎兩側的位置，由內往外、
由上而下按壓。

動作四

利用掌壓的緊張與放鬆動作，促進血液循環肌肉彈性。

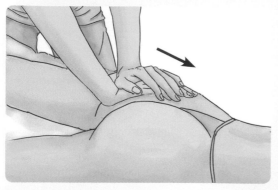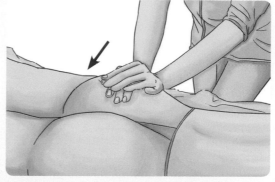

雙手從尾椎兩側，由臀部下緣開始，沿著臀部外緣按壓。重複動作三次。接著換另外一側重複動作三次。

動作五

拉提臀部肌肉，使久坐部位皮膚表面軟化。

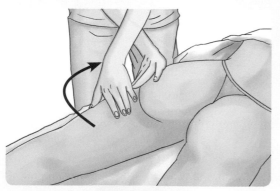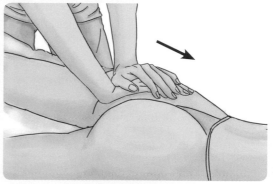

1. 雙手交替，由臀部下方作連續拉提按摩。　2. 做雙手推壓的動作於臀大肌外側。

步驟 1 ～ 2 重複三次，接著換另外一側亦重複動作三次。

臀部的伸展動作

請參考第五章腿部按摩，正面伸展的動作二、三、四。

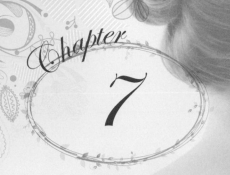

Chapter 7 背部按摩含肩頸及手臂

背部肌肉不舒服的原因

- ◆ 工作中需要在扭曲脊柱的同時，提、推或是拉重物。
- ◆ 在桌前工作久坐，姿勢不良，引起下背痠痛。
- ◆ 低頭族的後遺症，造成肩部頸部的肌肉僵硬。
- ◆ 運動造成的痠痛。
- ◆ 不適合的床墊所造成的不適感。

　　背部痠痛是現代人常見的毛病，大多因為長時間坐在辦公桌前，或是久坐上網打電腦、低頭滑手機而引起腰痠背痛，透過按摩雖然可達到舒緩效果，但背痛不一定只是單純的肌肉痠痛，可能引起嚴重的脊椎病變，有長期背部痠痛困擾要特別注意！

背部的按摩手法

　　施行按摩前，首先要了解背部的肌肉紋理走向，按摩時配合手法，讓緊張的肌肉經由按摩達到放鬆與伸展。在日常生活中，可以在淋浴時，將水溫調至較常溫高一點點，或者藉由泡澡來放鬆背部的緊繃壓力。當然如果時間允許，可以到美容 Spa 中心或足體養生館做背部舒壓按摩會是不錯的選擇。

準備動作

適當調整毛巾位置，露出顧客的整個背部與手部，注意毛巾的擺放，可將邊緣向內摺並增加小毛巾，避免按摩過程中阻礙美容師的手技，或是偏移掉落。

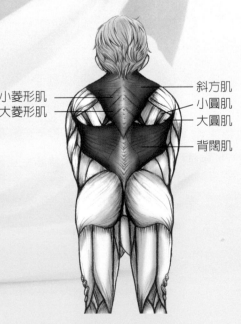

小菱形肌　　斜方肌
大菱形肌　　小圓肌
　　　　　　大圓肌
　　　　　　背闊肌

背部肌肉紋理圖

動作一

施油。

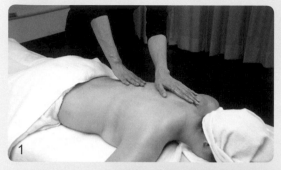

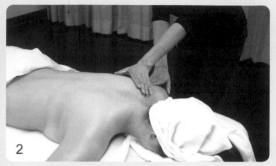

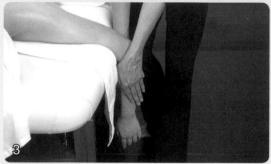

將按摩位置塗抹按摩油,除了背部外,肩頸、手臂與手掌皆需施油。

動作二

利用滑動的撫滑讓整個背部的肌肉放鬆,以利按摩。

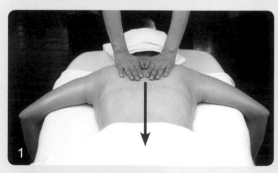

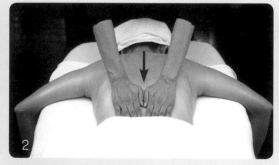

1. 雙手平行在脊椎的兩側。

2. 由肩膀撫推到腰部。

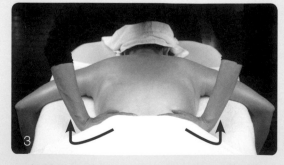

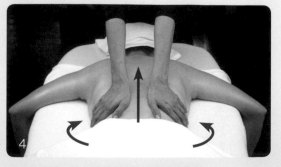

3. 在腰部的時候向外打開畫圈回到腰部脊椎兩側。

4. 再由腰部脊椎兩側回到頸椎兩側。

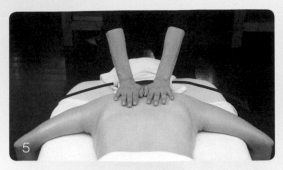

5. 然後向肩膀兩邊推撫。

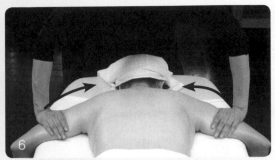

6. 推撫到手肘處，往回向肩頭處推撫。

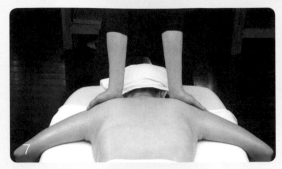

7. 再由肩頭滑向頸部。

步驟 1 ～ 8 重複三次。

動作三

放鬆延展上背部至手臂的肌肉。

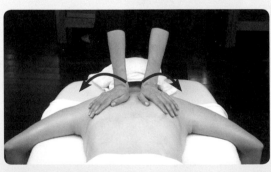

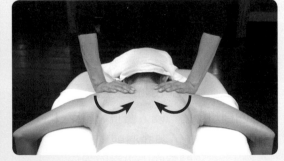

1. 兩手往外掌推，由頸部與背部連接處朝肩頭的方向來回推撫約 3 ～ 4 次。

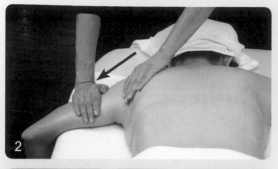

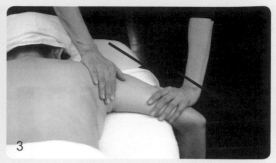

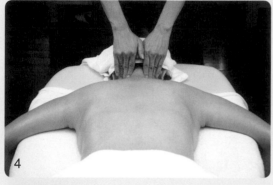

2. 再往單邊推撫，兩手交替動作連貫不間斷，位置包含上背、肩胛骨直到上手臂。

3. 約 4 ～ 5 次後換邊。

4. 結束時停留在頸後，再接續下個動作。

動作四

放鬆及運動脊椎兩側的肌肉，保持與增強該部位彈性。

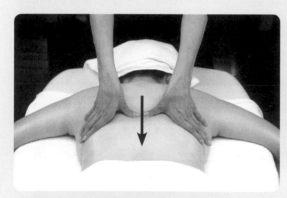

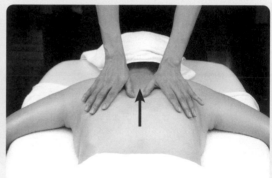

1. 雙手大拇指沿著頸椎兩側由上往下，來回做指推前進時力道重、往回時力道輕，指推至腰椎末端，再由腰椎末端回到頸椎。

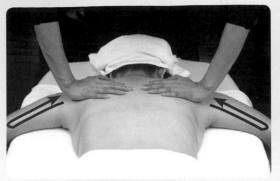 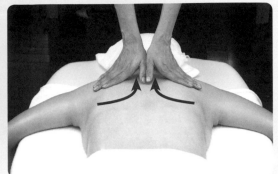

2. 雙手張開手掌輕撫，由肩胛骨至上手臂回到頸椎兩側結束。

步驟 1 ～ 2 重複三次。

動作五

橫向伸展脊椎兩側的肌肉。

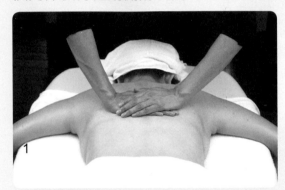

1. 雙手重疊掌壓。

2. 掌壓之後雙手滑開，由內而外做推撫。

3. 推撫至背部兩側後再滑回脊椎。重複
   動作 1 ～ 3，由肩頸的脊椎一直到腰
   部。

整個動作重複做三次。

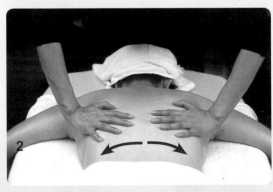 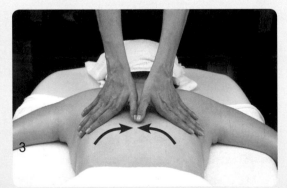

動作六

以脊椎為中心將背部的肌肉往外伸展，在腰側加強扣拉，讓腰部的曲線緊實。

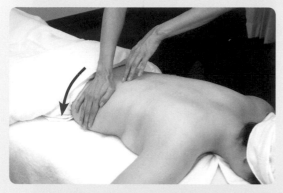 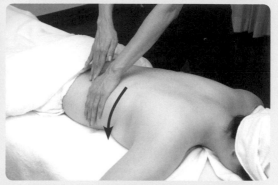

1. 站立在顧客的側面，手掌垂直脊椎，沿著脊椎側面掌推至背部的外側，按摩動作路線由腰部到上背，再由上背回到腰部。

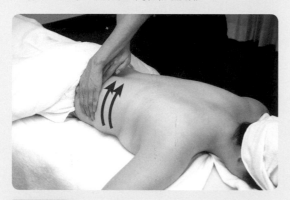

2. 回到腰部時，由腰側外往內連續往內側扣拉，回到脊椎放下，重複動作三次後再換邊操作。

動作七

運動背部的肌肉。

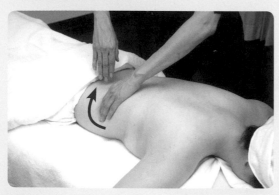 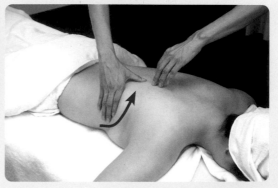

同樣站立在顧客的側面，以脊椎為中心，背部分成左右兩邊。虎口張開，兩手交替做掌推，動作由外而內，按摩動作路線由腰部到上背，再由上背回到腰部，重複動作三次再換邊操作。

放鬆運動脊椎側邊的肌肉及軟化肩膀的肌肉。

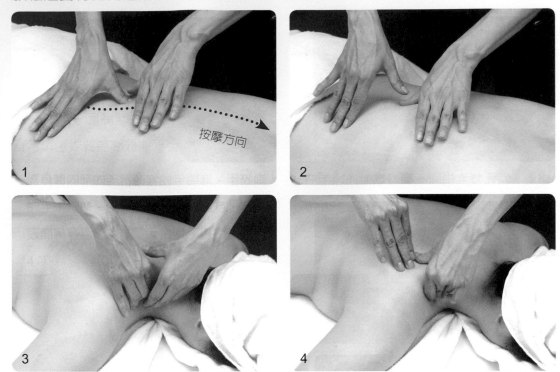

按摩方向

以一個大拇指，由腰部的脊椎側面做連續指滑至肩膀，在肩膀做揉拿的連續動作，重複動作三次，再換邊操作。

動作九

放鬆、運動肩胛骨周邊的肌肉，及伸展上背的肌肉由肩胛骨→肩膀→上手臂→指尖。

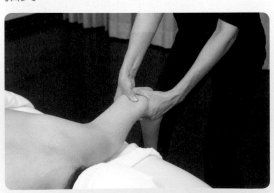

1. 先以手肘為中心晃動手臂，輕拉連帶伸展肩胛骨。

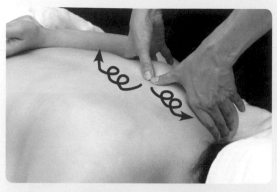 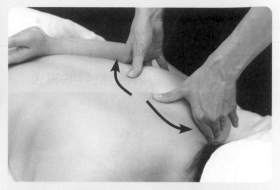

2. 將客人的手臂像稍息一樣輕背在後，將會顯出肩胛骨，在肩胛骨內側周邊的肌肉做螺旋及滑動。

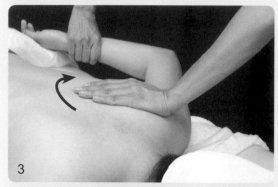 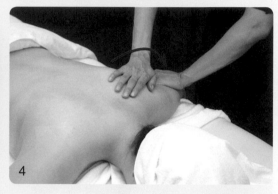

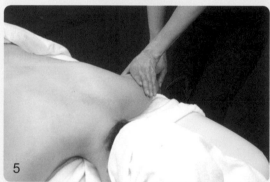

3. 手臂放回的同時，推撥肩胛骨肌肉至肩膀。

4. 承上動作再由肩頭推撫至手肘。

5. 承上動作，由手肘滑下放鬆於指間，再換邊操作。

動作十

深層的舒順背部的肌肉。

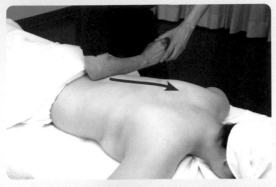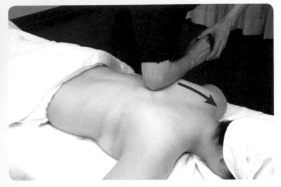

1. 以前手臂貼合顧客背部單側，由腰部開始，往上背至手臂的方向推。

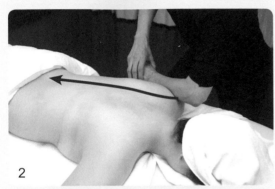

2. 至手臂處轉身換手，以同樣的動作回到腰部，連續動作三次，結束在上手臂的位置。

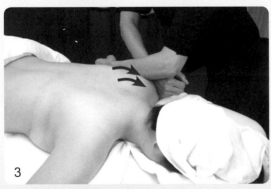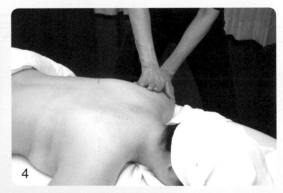

3. 以雙手臂於肩膀做連續交替滑刮動作。

4. 最後輕撫手臂至手指結束。

背部的伸展動作

動作一

伸展背部與肩胛骨肌肉。

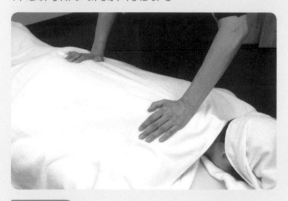

右手放在顧客右臀，左手放在左肩，以背部最長的對角線方向掌壓伸展，重複三次後換邊操作。

可伸展背部的背闊肌、大圓肌、小圓肌、棘下肌、後三角肌、棘上肌、大菱肌、小菱肌、斜方肌。

動作二

伸展背部的背闊肌，大圓肌，小圓肌，棘下肌，後三角肌，棘上肌。

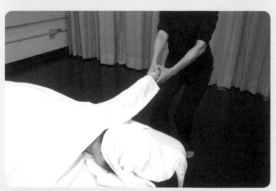

雙手握住顧客單手腕，向外側伸展。

動作三

伸展背闊肌，大圓肌及前鋸肌。

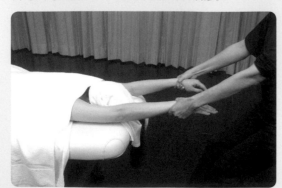

雙手握住顧客手腕，往顧客上方伸展。

腹部按摩

在腹部感覺痠痛時，可以利用按摩手法達到放鬆、伸展的效果，來幫助舒緩腹部肌肉的不適。此外也能藉由腹部按摩來促進腸胃蠕動、幫助消化系統的正常運作，以及促進腹部、腰部的肌肉運動，如果搭配精油產品勤加按摩，還能慢慢地淡化腹部的肥胖紋。

腹部肌肉不舒服的原因

- ◆ 腹部鍛鍊運動，例如：仰臥起坐、美容塑身操。
- ◆ 腹部肌肉劇烈收縮，例如：感冒咳嗽、大笑。

腹部肌肉不舒服的原因多是運動或過度用力造成，透過按摩可以舒緩痠痛的肌肉，同時也能促進消化系統循環，使脹氣和腸胃功能不良的狀況獲得改善，但是若有腹部疼痛的情形，或是女性月經來潮都不適合按摩，因此美容師在為顧客服務前一定要確認顧客的身體狀況。

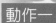

按摩前首先要了解腹部的肌肉紋理走向，按摩時配合手法，當腹部肌肉僵硬的時候，居家可以使用熱敷袋或者插電式的熱敷墊也可以減輕舒緩。

準備動作

適當調整毛巾位置，露出顧客的腹部。
因為腹部下方是私密部位，調整毛巾時請細心謹慎，以免讓顧客感到尷尬不快。

動作一

施油。

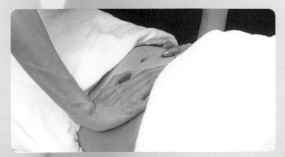

將腹部及腰側按摩的位置塗抹按摩油。

動作二

舒緩腹部的肌肉，並促進消化系統循環。

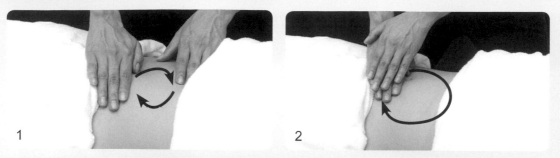

1. 以肚臍為中心，雙手分開順時鐘的畫圓約 4 〜 5 次。

2. 承上動作，將雙手掌交疊，加強力道繼續畫圓做深層按摩。

動作三

運動腹部的肌肉，亦能讓有脹氣的人得到舒緩。

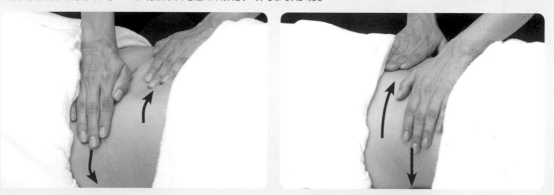

雙手以肚臍為中心，左右平行，同時做來回掌推，力道由淺層到深層。

動作四

伸展腹部的肌肉，運動腰部的肌肉。

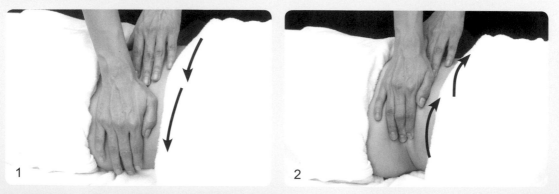

1. 以肚臍為出發點，腹部往外做連續掌推至腰側。

2. 數次之後，再由腰部朝肚臍的方向做扣、拉、撥的動作，反覆數次之後換邊操作。

促進腸胃功能正常，運動腰部的肌肉。

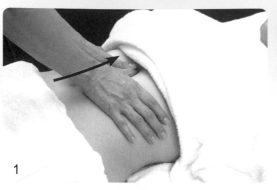

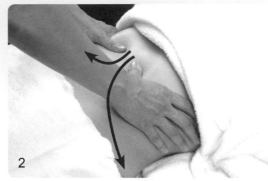

1. 由肚臍下方，以雙手拇指往上推至劍突的下方。

2. 再分開雙手沿著肋骨滑到腹部兩側。

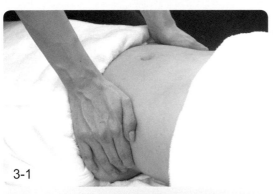

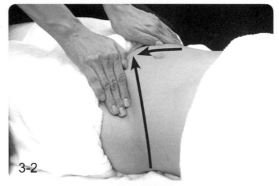

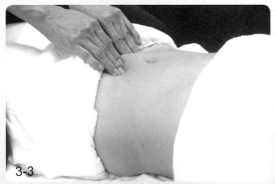

3. 之後由腰部兩側後方滑回開始的起點。

　　步驟1～3重複操作三次，力道深層。

腹部的肌肉伸展動作

　　因為美容床的關係，要協助顧客做腹部伸展動作有點困難，所以美容師可建議並指導居家的伸展動作。

動作一

雙手撐地在腰部的兩側前方，將腹部肌肉伸展。

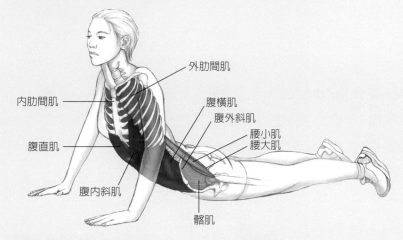

外肋間肌
內肋間肌
腹橫肌
腹外斜肌
腰小肌
腰大肌
腹直肌
腹內斜肌
髂肌

伸展到腹部的肌肉有腹外斜肌、腹內斜肌腹直肌、腰大肌、腰小肌、腹橫肌。

動作二

承動作一，雙手微彎向單側轉上半身，將重心擺在單側，停留幾秒後再轉向另一側。

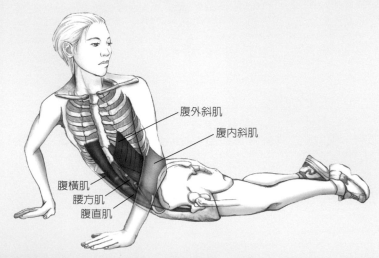

腹外斜肌
腹內斜肌
腹橫肌
腰方肌
腹直肌

伸展到腹部的肌肉有腹外斜肌、腹內斜肌、腹直肌、腰大肌、腰小肌、腹橫肌及腰方肌。

胸前按摩

胸部與手臂肌肉不舒服的原因

♦ 姿勢不良,持續同一個姿勢過久。

♦ 肌肉過度勞累。

♦ 用力咳嗽引起需不肌肉痠痛。

引起肌肉痠痛常常是本身的姿勢及日常生活的一些肢體動作所造成引起的。可以利用按摩及伸展的動作來舒緩肌肉疼痛,恢復肌肉彈性。但如果顧客的不舒服不是上述的原因造成,或是按摩後疼痛持續嚴重,便要請顧客尋求專業治療復健的幫助。

胸部的按摩手法

按摩前首先要瞭解胸部的肌肉紋理生長方向,再來操作按摩手法。居家生活時,自己也可以藉由伸展的動作,來維持胸部肌肉的彈性與張力。

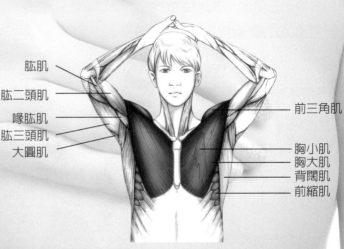

肱肌
肱二頭肌
喙肱肌
肱三頭肌
大圓肌

前三角肌

胸小肌
胸大肌
背闊肌
前縮肌

胸部肌肉紋理圖

準備動作

1. 為顧客施行身體正面的按摩時,需以毛巾覆蓋顧客眼部,避免光線刺激,讓顧客能放鬆休息。

2. 每個按摩動作結束時,雙手皆順著鎖骨滑至肩膀,再順滑至後頸輕按作為結尾,再進行下一個動作。

施油。

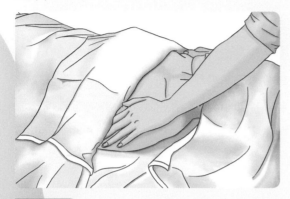

施油部位包含前胸、肩頭與頸後。

動作二

暖身運動胸前的肌肉，包含胸大肌、胸小肌及前三角肌。

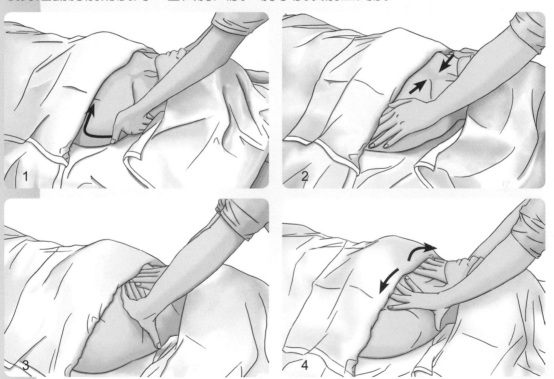

雙手由頸後背出發，手掌滑過背、肩膀之後置於胸前往外連續指撥，由內而外，重複三次。

動作三

放鬆胸椎，深層的胸式呼吸。

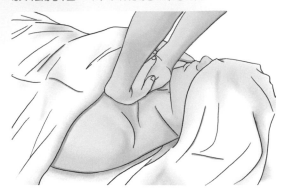

雙手由背部滑至胸前，在胸椎前雙手重疊，做輕微的掌壓及放鬆的動作，美容美體按摩師需提醒顧客在輕壓的時候吐氣，手掌放鬆的時候吸氣。

動作四

按壓肩窩（胸部肌肉向外伸展運動）。

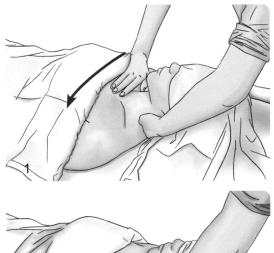

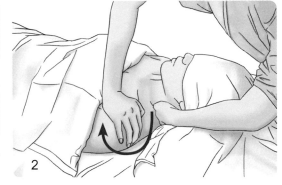

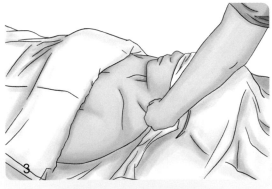

1 單手操作，右手由頸後背部以掌滑由胸前滑至左肩。

2. 在左肩窩做按壓旋轉的動作三次。再滑至右肩窩肩做按壓旋轉的動作三次。

3. 滑回頸後。

動作五

運動胸部肌肉。

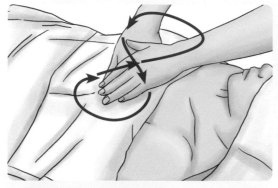

沿著胸部畫大的橫 8 字數次。

動作六

美化胸型。

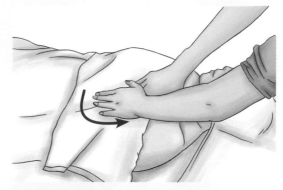

由胸部下方沿著胸外圍往內連續撥提，數次之後換邊操作。再回到胸前做外撥回中動作，重複數次。

動作七

往外伸展胸肌

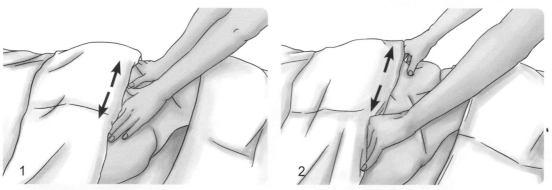

1

2

雙手大拇指由胸口往兩側滑壓，由下往上一直到鎖骨下方，重複動作三次。

動作八

促進胸口舒暢順氣

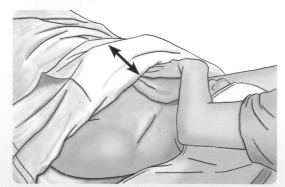

雙手交疊由鎖骨中間做直線上下來回滑動，接著以大拇指延著鎖骨下方指推 4 ～ 5 次後結束。

胸部肌肉伸展動作

伸展胸大肌，胸小肌及前三角肌。

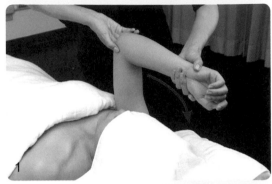

1

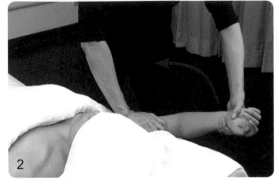

2

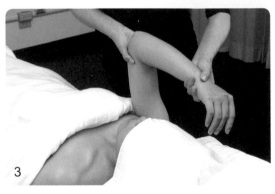

3

將手臂彎曲舉在胸前往外伸展，再放鬆回至胸前，重複三次後換邊操作。

伸展胸部的胸大肌，胸小肌，前三角肌及前鋸肌。

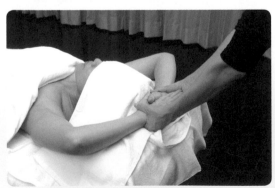

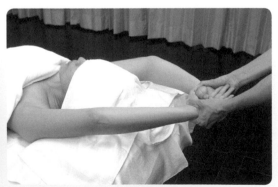

1. 雙手彎曲放在頭頂。

2. 輕拉後再放鬆置回頭頂處，重複動作三次。

Chapter
10

手部按摩

手部肌肉不舒服的原因

♦ 肌肉疲勞過度，如長期打字、彈鋼琴等。

♦ 提拿重物。

♦ 運動後造成的痠痛，如打羽毛球、桌球、網球等。

　　上述所舉的例子都是因運動或過度勞累手臂而造成的痠痛，可以按摩來舒緩，但是若肩頸長期壓力過大，也會引起手部麻痛，如果有手麻、疼痛的現象，皆不適合作按摩，而需求助專業醫療。

手部的按摩手法

　　按摩前首先要瞭解手部的肌肉紋理生長方向，順著肌肉紋理來操作，居家生活時則可以藉由伸展的動作來維持手部肌肉的彈性與張力。

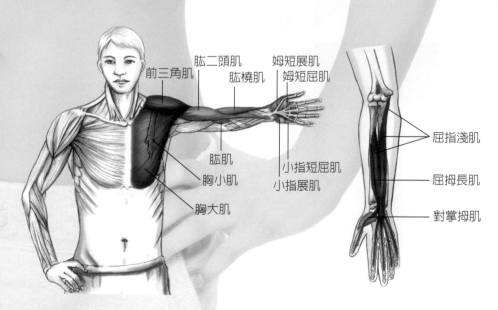

前三角肌　　肱二頭肌　　姆短展肌
　　　　　　肱橈肌　　　姆短屈肌

肱肌
胸小肌　　　小指短屈肌
胸大肌　　　小指展肌

屈指淺肌
屈拇長肌
對掌拇肌

手部肌肉紋理圖

手部放鬆，促進血液循環及伸展。

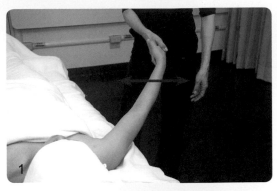

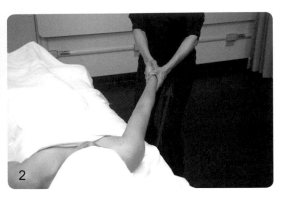

1. 以握手的方式，握住客人的手輕抬做左右 輕晃的動作。

2. 接著雙手握住顧客的手掌輕拉。

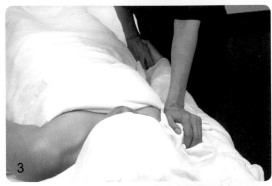

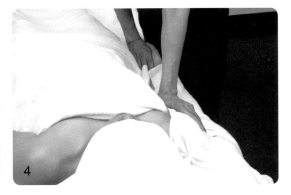

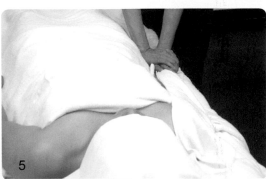

3. 將其中一手置於顧客手掌、另一手置於肩 窩。

4. 由肩窩至手掌的方向做掌壓。

5. 掌壓至手掌處時，雙手交疊掌壓即結束。

動作二

施油。

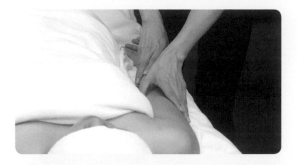

在手部擦上護手霜或按摩油，施油範圍包括手掌、手臂與肩膀。

動作三

按摩手部外側肌肉

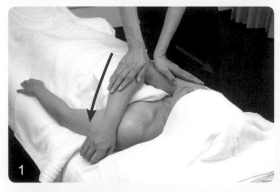
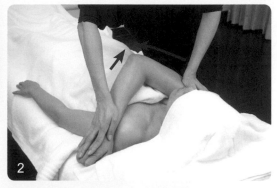

輕輕將顧客手臂抬起彎曲放至胸前，雙手由手肘滑撫至兩側，再回到原來的位置，重複三次。

動作四

按摩手部內側肌肉。

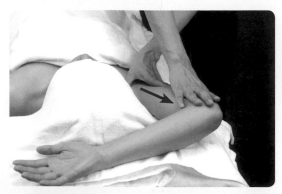
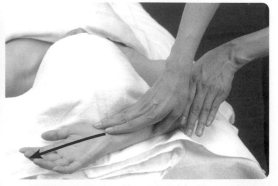

1. 將顧客手臂向上輕舉放置於頭部上方，將手肘微微彎曲，手部內側朝上，以手掌輕滑，由腋肢窩朝手肘方向按摩數次。

2. 接著由手肘往手掌方向掌滑數次，完成動作後將顧客手臂放回身側。

按摩手臂內外側的肌肉。

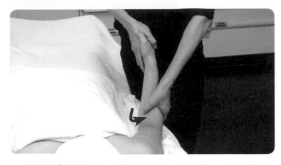 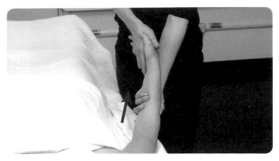

1. 靠身體內側的手將顧客的手握起,用外側的手來按摩,由手腕往手肘的地方,虎口張開順著手部內側往上擠滑,重複做 3 ～ 4 次。

2. 在手肘的地方轉向外側由手臂滑回,重複做 3 ～ 4 次。

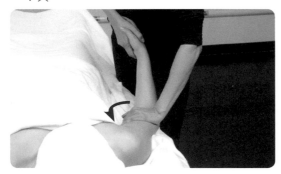 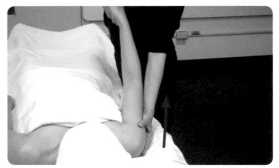

3. 再由手肘往上手臂的地方進行,一樣先於內側往上擠滑,再由外側滑回,重複步驟做 3 ～ 4 次。

以按摩的方式伸展手部肌肉

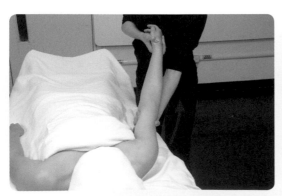 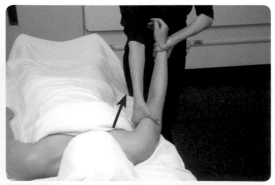

1. 雙手以抓、拿、滑的方式由上手臂至手肘,按摩手臂外側與內側,重複 3 ～ 4 次。

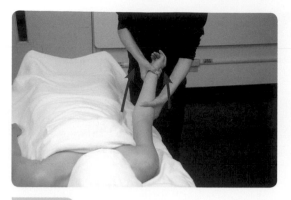

2. 再由手肘至手腕以相同動作重複 3 ～ 4
　　次。

動作七

按摩手掌與手掌關節。

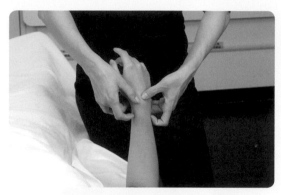

1. 兩手輕扶手腕,將顧客手掌上下晃動。

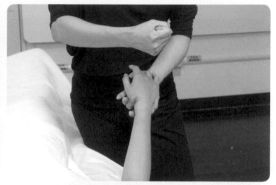

2. 將客人手掌輕輕放在自己的手上,用另一
　　手輕敲。

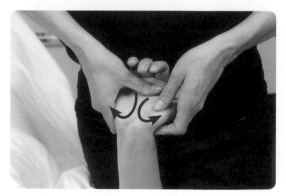

3. 將手心朝上,雙手大拇指交替朝外畫
　　半圓數次。

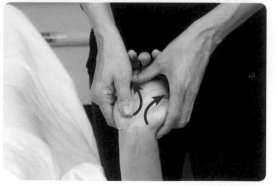

4. 之後往內畫半圓。

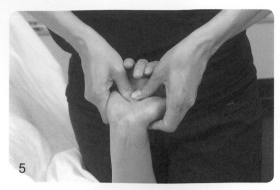

5

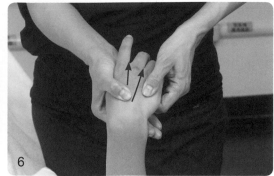

6

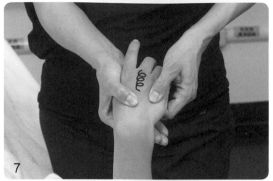

7

5. 雙手在掌心的位置指壓 2 ～ 3 次。

6. 按摩手背與手指，由指間向內延伸，
   由手背內側到兩指間做指滑 2 ～ 3 次。

7. 承上動作，以螺旋的動作，由手臂按
   摩到指間。

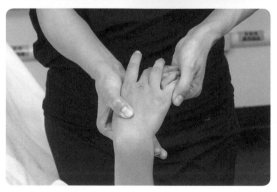

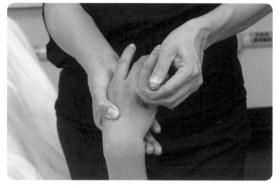

8. 由手指根部朝指尖抓拉。

9. 接著指腹朝指尖推擠，

步驟 7 ～ 9，每根手指都必須操作到。

手部肌肉伸展動作

動作一

伸展手部的對掌拇肌、屈拇長肌與屈拇淺肌。

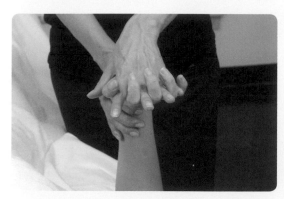 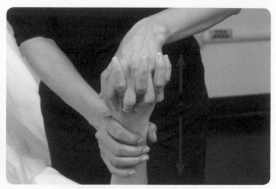

一手與顧客手掌十指交握，另一隻手輕撫手腕，做上下伸展的動作。

動作二

伸展與放鬆整個手臂的肌肉，因為角度不同，手臂的肌肉伸展度也會不同。

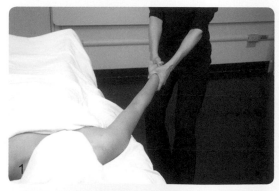 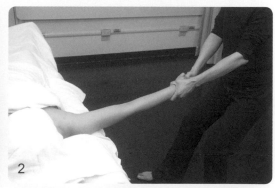
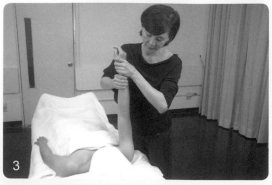 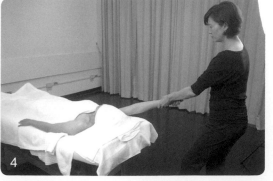

雙手握住手掌，朝客人 1. 斜下外方、2. 平舉、3. 顧客臉部正前方及 4. 顧客頭部正上方等做輕拉與放鬆的動作。

頭部按摩

🍁 頭部不舒服的原因

◆ 因生活上或者工作上過度緊張、壓力與焦慮所引起。

◆ 失眠、睡眠不足所造成的頭疼。

◆ 酗酒後的後遺症。

　　頭痛是現代人最常見的生理反應，因為緊張、壓力及焦慮等各種理由都會造成頭疼，像是長期的肩頸僵硬痠痛，過度的緊盯電腦螢幕的工作也都會引起頭痛。

　　按摩可以短暫的舒緩頭痛的症狀，但是如果按摩後仍無法舒緩，或是疾病、頭部病變所引起的頭痛，就要盡速就醫避免延誤病情。

🍁 頭部的穴位介紹

　　頭部按摩主要是按壓頭部的各穴位，舒緩肌肉及促進血液循環，緩解頭部不適的症狀。

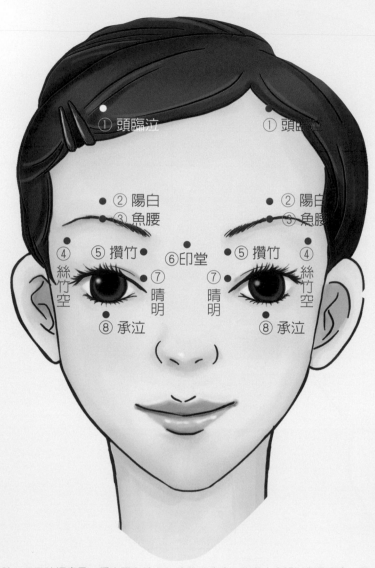

① 頭臨泣　① 頭臨泣

② 陽白　② 陽白
③ 魚腰　③ 魚腰
④ 絲竹空　⑤ 攢竹　⑥印堂　⑤ 攢竹　④ 絲竹空
⑦ 晴明　⑦ 晴明
⑧ 承泣　⑧ 承泣

註：三叉神經痛是一種出現在臉上的陣發性疼痛，許多人會誤以為是牙痛，通常患者會描述在他們的面頰、下顎或口腔內出現一種像針刺、像刀割、像被電到的劇烈疼痛，通常它一次痛個幾秒鐘，但是會反覆出現，每次發作的時間也因人而異。

① 頭臨泣	位置在眉頭正上方，靠近髮際處，左右各一，有舒緩鼻疾及頭痛、暈眩、前額疼痛等。	
② 陽白	位置在瞳孔正視時正上方，眉毛上一寸，左右各一，有舒緩偏頭痛、三叉神經痛的作用。	
③ 魚腰	位置在眉毛的中間，左右各一，有舒緩眼部四周肌肉的功能。	
④ 絲竹空	位置在眉尾下方，眼窩外側凹陷處，有明目止痛的功能。	
⑤ 攢竹	位置在眉頭下方內側凹陷處，能消除眼袋浮腫、舒緩眼睛疲勞、頭痛及鼻症。	
⑥ 印堂	位置在兩眉之間，能舒緩慢性鼻炎引起的鼻塞、頭痛、頭暈及暈眩。	
⑦ 晴明	位置在眼頭與眉頭的凹陷處，左右各一，能消除眼睛疲勞及舒緩鼻子過敏不舒服。	
⑧ 承泣	位置在瞳孔正下方眼框的凹陷處，左右各一，可以改善眼部的疲勞，舒緩痠痛流淚的症狀。	

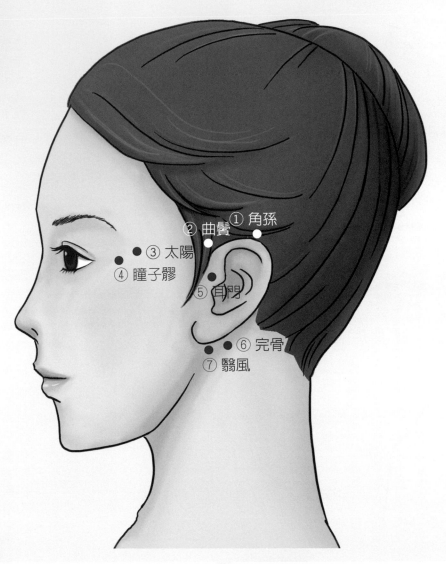

① 角孫	位置在耳上最高點，近 際凹陷處，左右各一，能舒緩眼睛、頭部及耳朵炎症及疼痛。	
② 曲鬢	位置在耳緣前方與鬢角交接處，左右各一，有舒緩頭痛、消除三叉神經痛及眼睛疲勞的效果。	
③ 太陽	位於眉毛與眼睛的尾端後方，可舒緩眼睛疲勞改善頭痛。	
④ 瞳子髎	位置在眼角往外約一吋的凹陷處，有治療眼疾，消除疲勞、頭痛頭暈等功能。	

⑤ 耳門	位置在耳洞前方，左右各一，有舒緩耳疾。
⑥ 完骨	位置在耳後下方突起骨頭的内部凹陷處，能舒緩偏頭痛、臉部麻痺感、耳朵與頸部疼痛。
⑦ 翳風	位置在耳垂下方内側凹陷處，左右各一，能舒緩臉部麻痺感、肩頸痠痛感，特別是中醫治療三叉神經痛的穴位。

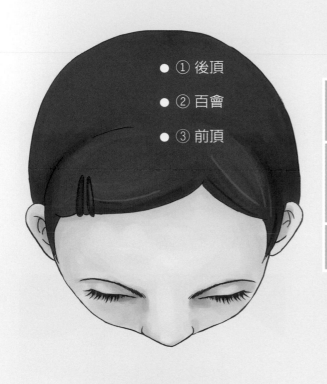

● ① 後頂
● ② 百會
● ③ 前頂

① 後頂	位置在百會穴的後方約一寸半處，能消除頭部疼痛、緊蹦及暈沈感。
② 百會	位在頭頂的正上方，是身體中重要的穴位之一，能紓解頭部壓力、眼睛疲勞、鼻疾所引起的頭痛、耳鳴頭痛等等。
③ 前頂	位置在百會穴的前方約一寸半處，能消除頭部腫脹沈重感。

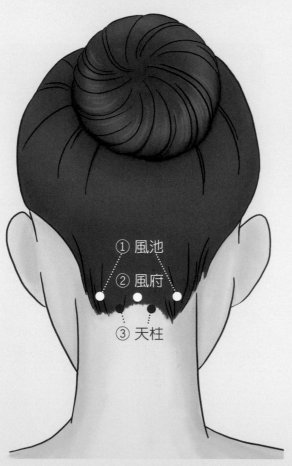

① 風池
② 風府
③ 天柱

① 風池	位置在頭部後方髮際處，沿著頸部外緣往內約一寸半，有舒緩感冒症狀、頸部僵硬、眼睛疲勞的效果。
② 風府	位在頭部正後方，髮際上一寸處，主要是舒緩感冒引起的症狀。
③ 天柱	位在頭部正後方往外各一寸處，左右各一，有促進頭部血液循環、消除頭部疼痛、舒緩頸部僵硬不適等功效，對於宿醉引起的頭部不適也有幫助。

頭部的按摩手法及指壓

在做頭部按摩前，美容美體按摩師可以利用木質圓頭的梳子梳理顧客的頭皮，來放鬆頭部緊張感、促進血液循環。頭部刮痧也是坊間流行的頭部舒壓方式之一，但要注意，因為刮痧是屬於深層動作，不宜常做，也要控制力道不可傷及頭皮。

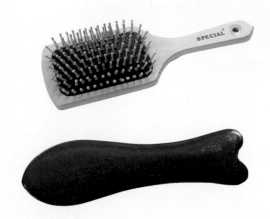

上：木質圓頭的梳子。下：刮痧板。

按壓魚腰穴，陽白穴，頭臨泣穴及印堂穴。

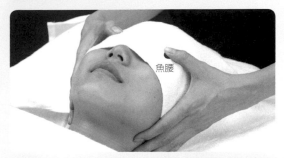

魚腰

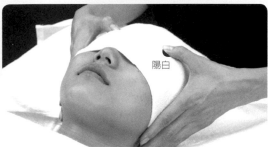

陽白

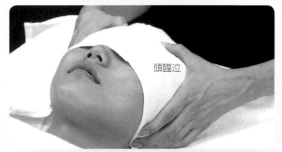

頭臨泣

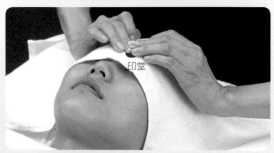

印堂

以指腹指壓額部穴道，每一個穴位要按壓2～3次。

動作二

按壓睛明穴，攢竹穴，絲竹空穴，瞳子髎，承泣及太陽穴。

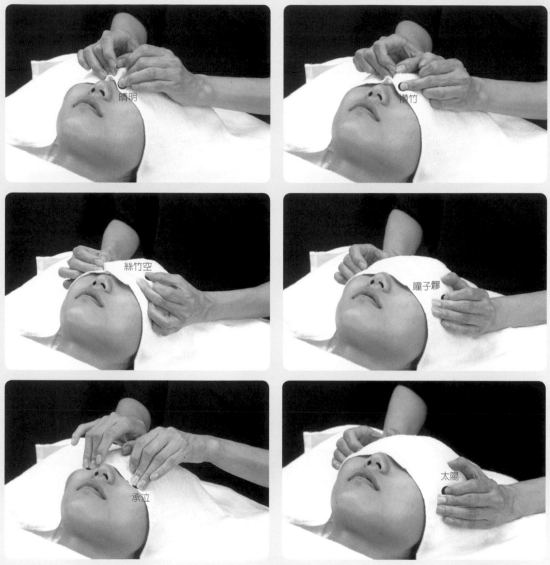

以指腹指壓眼部穴道，每一個穴位要按壓 2～3 次。

動作三

指壓神庭穴，百會穴，前頂穴，後頂穴。

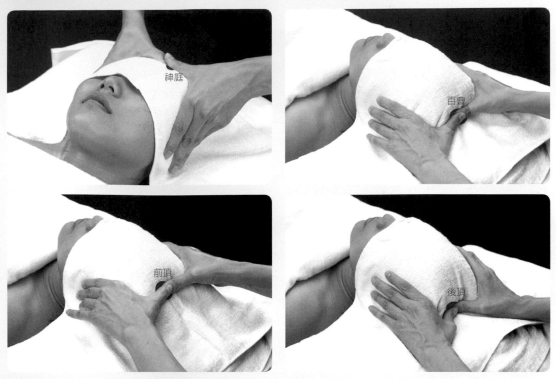

雙手拇指張開按摩頭皮，由頭頂往兩側做指腹螺旋按摩，重複動作三次。

動作四

按摩耳門穴，曲鬢穴，角孫穴，完骨穴及翳風穴。

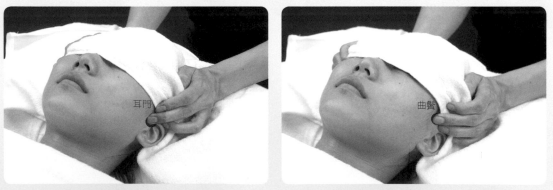

1. 在耳朵周圍與頭部位置做螺旋按摩，用指腹由耳前沿著耳朵按摩到耳下，重複動作三次。

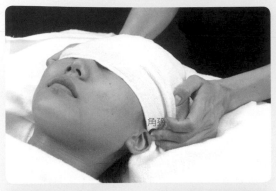

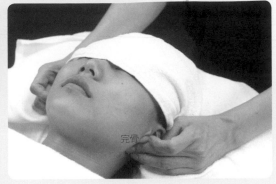

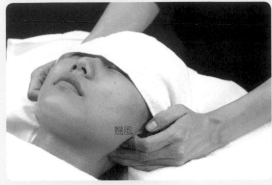

2. 再按壓耳朵附近頭部穴道。

動作五

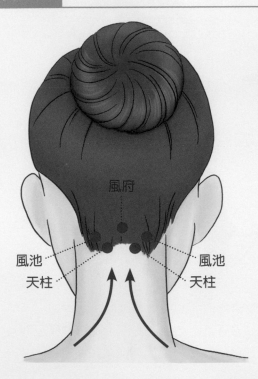

指壓風池穴，天柱穴及風府穴。

雙手由頸部兩側到後面，由下往上做指滑
至頸椎，並做指壓穴道，重複動作三次。

家居建議伸展動作

　　人要維持身體的行動自如、靈活運動，最好的方式還是靠自己維持體能及肌肉運動伸展。有時間當然可以到美容美體SPA中心，或者足體養生館，做身體按摩來放鬆與伸展身體肌肉，但是如果在家能持續自我運動與伸展身體，更能維持挺直的體態和肌肉活動力！一天花自己30分鐘與身體對話，將會有意想不到的好處。以下是可在居家進行的簡易伸展動作。

動作一

腳踝及小腿前、後側肌肉伸展。

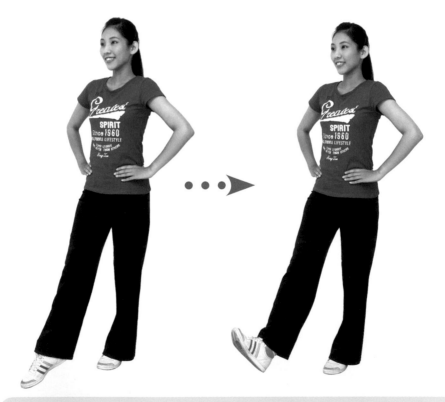

1 大腿朝前，腳尖點地將腳背慢慢的下壓再慢慢的勾起。保持身體挺直與重心平衡，腳要伸直，重複三次後換腳做三次。

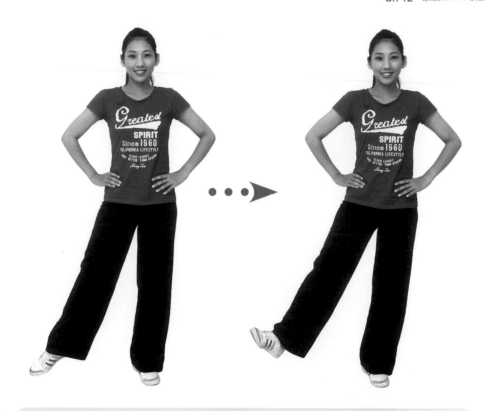

2 大腿朝外，腳背慢慢的下壓，再慢慢的勾起。重心保持平衡，腳要伸直，
重複三次後換腳做三次。

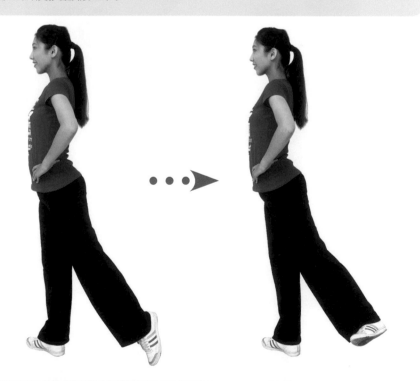

3 大腿朝後，腳背慢慢的下壓，慢慢的勾起。重心保持平衡，腳要伸直，
重複三次後換腳做三次。

動作二

伸展運動腿部肌肉。

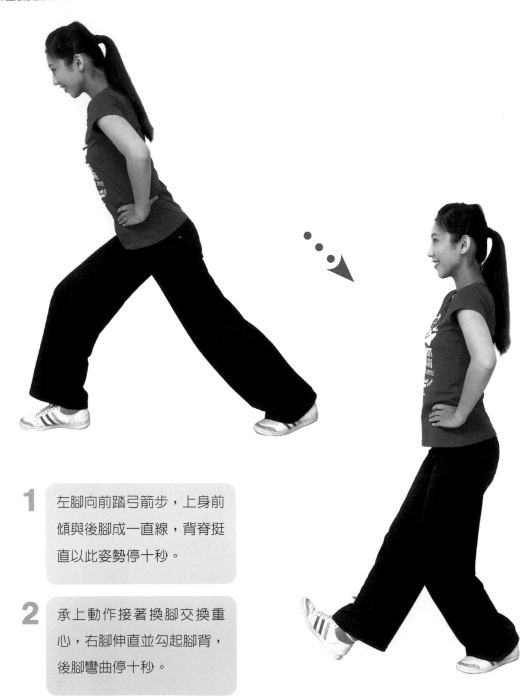

1 左腳向前踏弓箭步，上身前傾與後腳成一直線，背脊挺直以此姿勢停十秒。

2 承上動作接著換腳交換重心，右腳伸直並勾起腳背，後腳彎曲停十秒。

3 重複三次後換腳動作。

動作三

運動伸展大腿內側及外側肌肉。

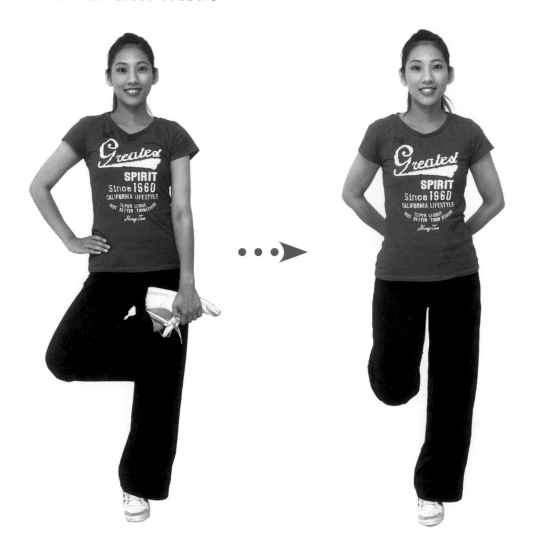

1 單腳站立，膝蓋彎曲平置在前停十秒，保持平衡。

2 再將膝蓋朝下，小腿往後勾起，腳後跟貼靠在臀部停十秒。

3 重複三次後換腳動作。

動作四

運動腹部，伸展背部、跨部及腿部後側肌肉。

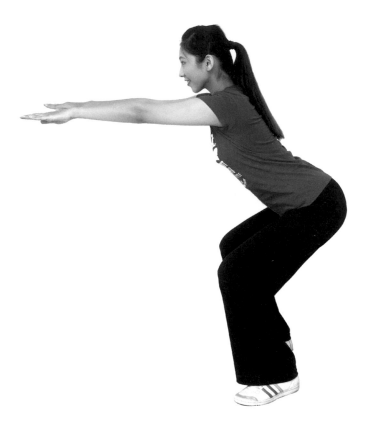

1 大腿微彎，臀部往後似坐的姿勢，雙手平舉在前保持平衡，維持約十秒。

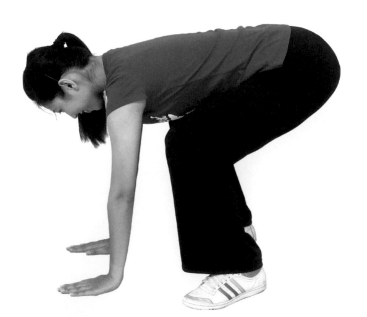

2 然後向前彎，放鬆腰部雙手觸地，維持約十秒

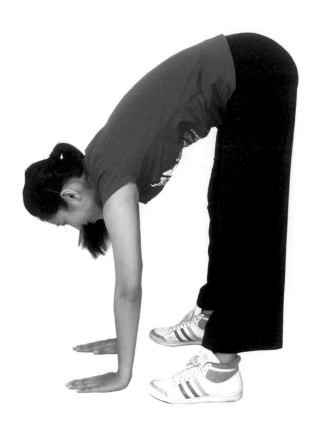

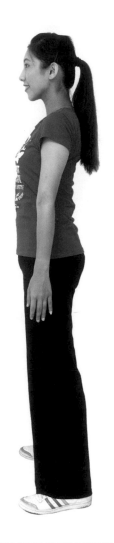

3 雙腳伸直，雙手觸地，維持動作約十秒鐘。（若無法觸地，盡力前彎即可）

4 慢慢的回到預備位置，重複步驟 1～4 三次。

動作五

伸展腰側，運動腹部及脊椎。

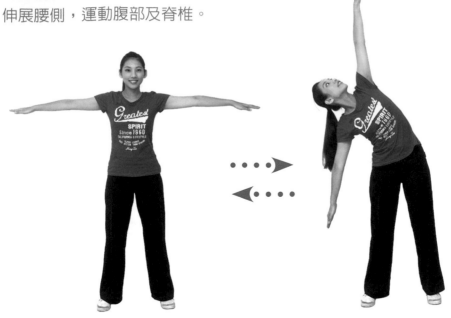

身體成大字形，脊椎垂直地面，向單側伸展腰部，維持動作約十秒。慢慢的回到預備位置，重複三次後換邊動作。

動作六

扭動脊椎，伸展腹、背部肌肉。

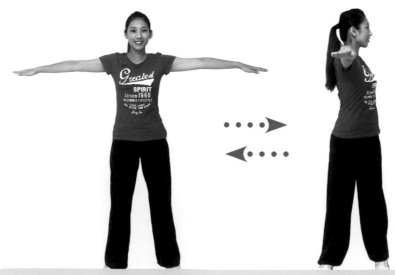

身體成大字形，脊椎垂直地面，保持上身挺直，向左轉體維持停留十秒，再轉回原位，重複三次後換邊動作。

動作七

伸展胸前及肩胛部肌肉。

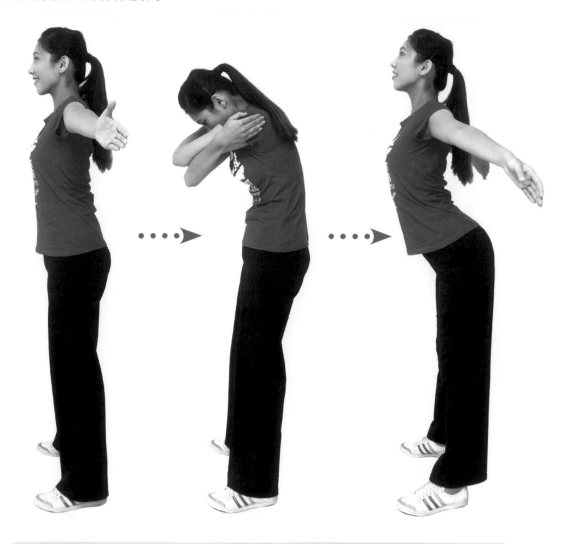

身體成大字形，雙手環抱在胸前，儘量往後伸展，動作維持約十秒。接著打開雙手往後伸展，動作維持約十秒後回覆成預備動作，重複前述動作三次。

運動脊椎，伸展腰側肌肉。

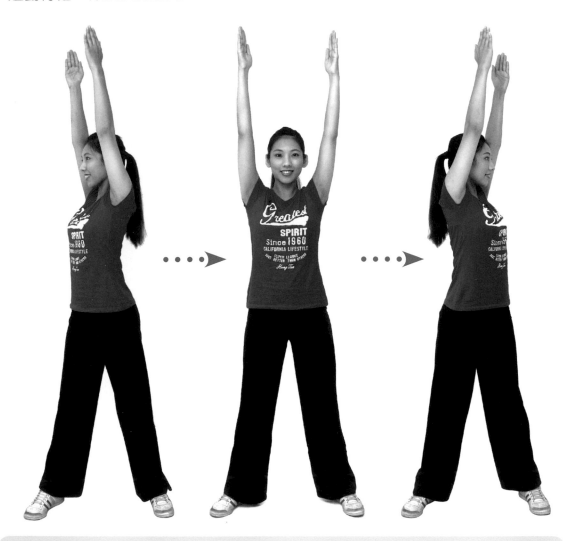

雙腳站立與肩同寬，雙手向上伸展，保持下半身不動，將上半身緩緩轉至右側，停留約十秒，接著再轉至左側停留十秒，然後轉回正面，重複三次。

動作九

上肢及後背伸展。

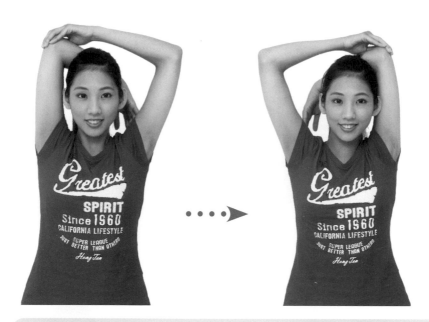

1 將右手臂彎曲放鬆至於頭部後方,左手扶住右手肘,將嘎吱窩儘量伸展動作維持約十秒,接著左右手交換再停留十秒。

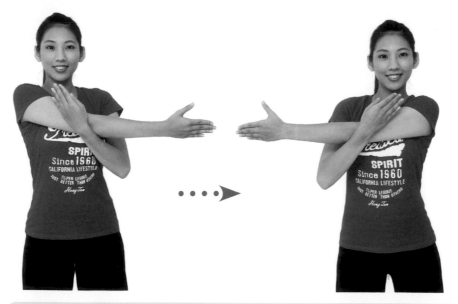

2 右手伸直,左手腕扣住右手肘於胸前,動作維持約十秒,接著換邊動作亦維持十秒。

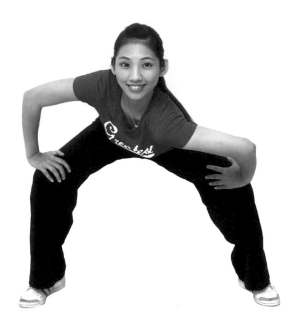

3 雙腳張開，膝蓋微彎呈坐姿，雙手放置於膝蓋上，將右肩往前伸展右背部，動作維持約十秒，接著換邊動作亦維持十秒。

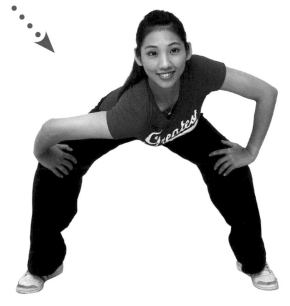

4 連貫以上三個動作，重複三次。

動作十

頸部伸展運動。

　　特別叮嚀，在活動頭頸部時，千萬不要一開始就大幅度旋轉頭頸部，尤其是現代人肩頸僵硬，突然的激烈動作很容易受傷，所以建議依下列動作循序漸進的伸展頭頸部。

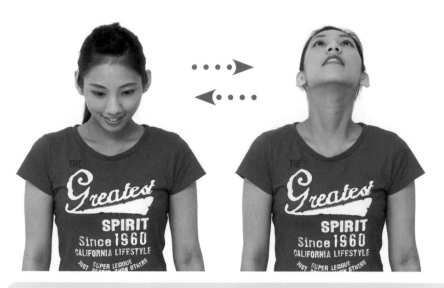

1 上身挺直，下巴往胸前前傾，維持約十秒，接著緩慢的移動下巴抬向天花板，維持約十秒，重複動作三次。

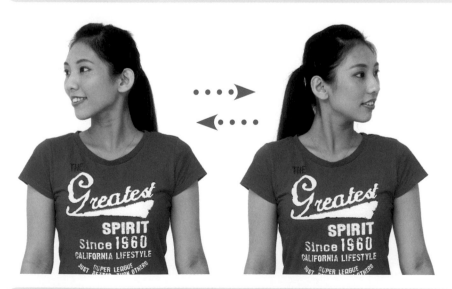

2 上身挺直，頭部往右轉，維持約十秒，接著緩慢向左轉，維持約十秒，重複動作三次。

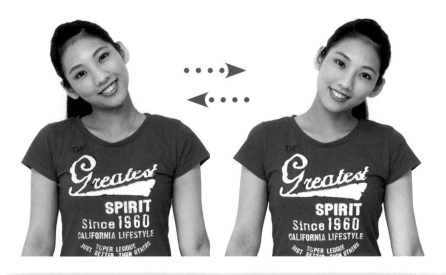

3 上身挺直，面向前方，頸部向右彎，動作維持約十秒，接著換邊動作維持約十秒，重複三次。

4 做完以上的動作後，可以先做 180 度前面半圓轉動，幾次後再緩慢的做 360 度轉動。

小叮嚀：

　　以上所建議的伸展活動，適用於每一個人，對於顧客與美容師亦是很好的居家保健動作！許多未運動的人，一開始動作時可能感到身體僵硬，某些動作甚至無法達到如示範照片的伸展幅度，請量力而為，千萬不要勉強自己，造成肌肉拉傷！只要持之以恆，便可逐漸增加次數與伸展度，讓肌肉緩解因長時間工作引起的緊繃不適。

國家圖書館出版品預行編目資料

一個專業按摩師必須知道的事：美體按摩與保健 / 施珮緹著.
-- 三版 . -- 新北市：全華圖書股份有限公司 , 2023.08
　　面；　公分
ISBN 978-626-328-607-8(平裝)

1.CST: 按摩

　413.92　　　　　　　　　　　　　　112012268

一個專業按摩師必須知道的事─美體按摩與保健
（第三版）

作　　　者　施珮緹

發 行 人　陳本源

執行編輯　梁嘉倫、謝儀婷

封面設計　張珮嘉

出 版 者　全華圖書股份有限公司

郵政帳號　0100836-1 號

印 刷 者　宏懋打字印刷股份有限公司

圖書編號　0818102

三版一刷　2023 年 8 月

定　　　價　新臺幣 450 元

I S B N　978-626-328-607-8(平裝)

全華圖書　www.chwa.com.tw

全華網路書店 Open Tech / www.opentech.com.tw

若您對書籍內容、排版印刷有任何問題，歡迎來信指導 book@chwa.com.tw

臺北總公司（北區營業處）
地址：23671 新北市土城區忠義路 21 號
電話：(02) 2262-5666
傳真：(02) 6637-3695、6637-3696

南區營業處
地址：80769 高雄市三民區應安街 12 號
電話：(07) 381-1377
傳真：(07) 862-5562

中區營業處
地址：40256 臺中市南區樹義一巷 26 號
電話：(04) 2261-8485
傳真：(04) 3600-9806(高中職)
　　　(04) 3601-8600(大專)

歡迎加入 全華會員

● 會員獨享

會員享購書折扣、紅利積點、生日禮金、不定期優惠活動…等。

● 如何加入會員

填妥讀者回函卡直接傳真（02）2262-0900 或寄回，將由專人協助登入會員資料，待收到
E-MAIL 通知後即可成為會員。

如何購買 全華書籍

1. 網路購書

全華網路書店「http://www.opentech.com.tw」，加入會員購書更便利，並享有紅利積點
回饋等各式優惠。

2. 全華門市、全省書局

歡迎至全華門市（新北市土城區忠義路21號）或全省各大書局、連鎖書店選購。

3. 來電訂購

(1) 訂購專線：(02) 2262-5666 轉 321-324
(2) 傳真專線：(02) 6637-3696
(3) 郵局劃撥（帳號：0100836-1　戶名：全華圖書股份有限公司）
※ 購書未滿一千元者，酌收運費 70 元。

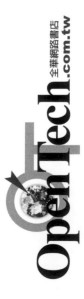

OpenTech.com.tw 全華網路書店

全華網路書店 www.opentech.com.tw
E-mail: service@chwa.com.tw

※ 本會員制如有變更則以最新修訂制度為準，造成不便請見諒。

読者回函卡

填寫日期： ／ ／

姓名： 生日：西元 年 月 日 性別：□男 □女

電話：( ) 傳真：( ) 手機：

e-mail：(必填)

註：數字零，請用 Φ 表示，數字 1 與英文 L 請另註明並書寫端正，謝謝。

通訊處：□□□□□

學歷：□博士 □碩士 □大學 □專科 □高中·職

職業：□工程師 □教師 □學生 □軍·公 □其他

學校/公司： 科系/部門：

· 需求書類：

□A.電子 □B.電機 □C.計算機工程 □D.資訊 □E.機械 □F.汽車 □I.工管 □J.土木

□K.化工 □L.設計 □M.商管 □N.日文 □O.美容 □P.休閒 □Q.餐飲 □B.其他

· 本次購買圖書為： 書號：

· 您對本書的評價：

封面設計：□非常滿意 □滿意 □尚可 □需改善，請說明

內容表達：□非常滿意 □滿意 □尚可 □需改善，請說明

版面編排：□非常滿意 □滿意 □尚可 □需改善，請說明

印刷品質：□非常滿意 □滿意 □尚可 □需改善，請說明

書籍定價：□非常滿意 □滿意 □尚可 □需改善，請說明

整體評價：請說明

· 您在何處購買本書？

□書局 □網路書店 □書展 □團購 □其他

· 您購買本書的原因？(可複選)

□個人需要 □幫公司採購 □親友推薦 □老師指定之課本 □其他

· 您希望全華以何種方式提供出版訊息及特惠活動？

□電子報 □DM □廣告 (媒體名稱)

· 您是否上過全華網路書店？(www.opentech.com.tw)

□是 □否 您的建議

· 您希望全華出版那方面書籍？

· 您希望全華加強那些服務？

～感謝您提供寶貴意見，全華將秉持服務的熱忱，出版更多好書，以饗讀者。

全華網路書店 http://www.opentech.com.tw 客服信箱 service@chwa.com.tw

2011.03 修訂

親愛的讀者：

感謝您對全華圖書的支持與愛護，雖然我們很慎重的處理每一本書，但恐仍有疏漏之處，若您發現本書有任何錯誤，請填寫於勘誤表內寄回，我們將於再版時修正，您的批評與指教是我們進步的原動力，謝謝！

全華圖書 敬上

勘 誤 表

書 號	書 名	作 者
頁 數	行 數	錯誤或不當之詞句	建議修改之詞句

我有話要說：(其它之批評與建議，如封面、編排、內容、印刷品質等‧‧‧)